·四川大学精品立项教材·

生活方式管理与健康

SHENGHUO FANGSHI GUANLI YU JIANKANG

主　编　高　博
副主编　任晓晖　刘　祥
编　者　高　博　任晓晖　刘　祥
　　　　周　欢　杨　洋

四川大学出版社

项目策划：许　奕
责任编辑：许　奕
责任校对：张伊伊
封面设计：墨创文化
责任印制：王　炜

图书在版编目（CIP）数据

生活方式管理与健康 / 高博主编 . — 成都：四川大学出版社，2020.4（2025.7重印）
　ISBN 978-7-5690-3727-2

Ⅰ.①生… Ⅱ.①高… Ⅲ.①生活方式－关系－健康 Ⅳ.①R163

中国版本图书馆 CIP 数据核字（2020）第 059014 号

书　名	生活方式管理与健康
主　编	高　博
出　版	四川大学出版社
地　址	成都市一环路南一段 24 号（610065）
发　行	四川大学出版社
书　号	ISBN 978-7-5690-3727-2
印前制作	四川胜翔数码印务设计有限公司
印　刷	成都金阳印务有限责任公司
成品尺寸	185mm×260mm
印　张	8.25
字　数	200 千字
版　次	2020 年 5 月第 1 版
印　次	2025 年 7 月第 5 次印刷
定　价	33.00 元

◆版权所有　◆侵权必究

◆ 读者邮购本书，请与本社发行科联系。
　电话：(028)85408408/(028)85401670/
　(028)86408023　邮政编码：610065
◆ 本社图书如有印装质量问题，请寄回出版社调换。
◆ 网址：http://press.scu.edu.cn

四川大学出版社
微信公众号

前 言

20世纪中叶以来，无论是发达国家还是发展中国家，慢性非传染性疾病（Non-communicable Disease，NCDs）（简称慢性病）在疾病谱和死因谱中的位置逐年上升。以心脑血管疾病、恶性肿瘤、慢性呼吸系统疾病、糖尿病为代表的慢性病导致的死亡人数已经占到了总死亡人数的88%，由此导致的疾病负担占总疾病负担的70%以上。慢性病已经成为重大公共卫生问题，必须采取积极有效的综合性防治措施加以解决。

慢性病的发生除生物因素外，还受多种危险因素的影响，其中最主要的因素是行为和生活方式。基于行为和生活方式因素与疾病发生发展的关系及它的可改变性，采取措施改善人们的健康相关行为，成为我国卫生防治工作重点。《健康中国行动（2019—2030年）》等文件围绕疾病预防和健康促进，以提高居民健康素养为目标，推动全国居民开展健康知识普及行动。1992年，世界卫生组织在《维多利亚宣言》中明确提出"合理膳食、适量运动、戒烟限酒、心理平衡"作为健康四大基石，这是改变不良生活方式的核心内容。目前关于生活方式管理的书籍、教材尚属空白。本书以健康四大基石为核心，根据整体健康观和预防为主的理念，引入预防医学和健康管理的新进展进行编写。

全书共八章。第一章是绪论，系统阐述生活方式的定义、分类及特点，生活方式对健康的影响，以及积极健康观的内涵；第二章主要介绍行为改变相关理论及自我健康生活方式管理方法；第三章至第八章关注具体的生活方式与健康，包括饮食行为、心理平衡、身体活动、睡眠、性行为、成瘾行为与健康等内容，主要论述了各种行为的特点、与健康的关系、相关的防治策略和措施等。本书适用于研究生、本科生和专科生等不同层次的各个专业的通识课程教学，以及作为公共卫生、公共管理等领域的卫生人员的参考用书。

参与本书编写的老师均长期从事社会医学、健康行为学的教学和科研工作。高博老师负责编写第一章、第三章和第八章，杨洋老师负责编写第二章，刘祥老师负责编写第四章，任晓晖老师负责编写第五章和第六章，周欢老师负责编写第七章。在本书的编写过程中，各位编者和四川大学出版社的编辑给予了我极大的信任和支持，尤其是任晓晖老师和刘祥老师在审稿工作中付出了辛勤劳动，在此一并致谢！

由于本书作者水平有限，肯定会存在许多不足，敬请广大读者批评指正，以便进一步修改完善。

高博
2019 年 12 月

目 录

第一章 绪论 ………………………………………………………………（1）

 第一节 生活方式概述 …………………………………………………（1）

 第二节 生活方式与健康 ………………………………………………（3）

 第三节 健康观 …………………………………………………………（6）

第二章 健康自我管理 ……………………………………………………（8）

 第一节 行为和健康相关行为 …………………………………………（8）

 第二节 行为改变相关理论 ……………………………………………（11）

 第三节 自我健康生活方式管理方法 …………………………………（16）

第三章 饮食行为与健康 …………………………………………………（19）

 第一节 食物营养与营养素 ……………………………………………（19）

 第二节 健康的饮食方式 ………………………………………………（34）

 第三节 人群营养状况评价 ……………………………………………（39）

第四章 心理平衡与健康 (42)

第一节 心理现象 (43)

第二节 心理健康与心身疾病 (46)

第三节 心理健康促进与预防性干预 (51)

第五章 身体活动与健康 (55)

第一节 身体活动概述 (56)

第二节 身体活动与健康 (61)

第三节 个体身体活动指导 (66)

第六章 睡眠与健康 (76)

第一节 睡眠概述 (76)

第二节 睡眠的功能 (83)

第三节 睡眠管理 (88)

第七章 性行为与健康 (92)

第一节 性别与性别角色 (92)

第二节 性行为与生殖健康 (98)

第三节 安全性行为 (108)

第八章 成瘾行为与健康 (111)

第一节 成瘾行为概述 (111)

第二节 化学物质成瘾 (113)

第三节 非化学物质成瘾 (119)

参考资料 (122)

第一章 绪论

学习目标：
- 定义生活方式。
- 了解生活方式的基本特点和分类。
- 了解生活方式对健康产生的影响。
- 正确认识积极健康观。

人们对健康的认识不是一成不变的，对健康的内涵和外延的拓展和深入，不仅影响卫生服务的提供方式，也影响人们的疾病和健康相关行为。长期的行为习惯被称为生活方式，生活方式是影响人类健康状况最主要的因素，也是当前改善人们健康的主要关注点之一。2008年世界卫生组织（WHO）调查显示，人类60％的死亡归因于行为和生活方式。目前，基于行为和生活方式因素与疾病发生发展的关系及它的可改变性，从而采取措施改善人们的健康相关行为，已成为健康教育的主要内容。生活方式管理通过健康促进技术，如健康行为评估与行为纠正，来保护人们远离不良行为，减少健康危险因素对健康的损害，预防疾病，改善健康。

第一节 生活方式概述

生活方式（Lifestyle）是不同的个人、群体或全体社会成员，在一定的社会条件制约和价值观指导下，所形成的满足自身生活需要的全部活动形式与行为特征的体系。具体而言，生活方式就是人们在日常生活领域中的活动形式与行为特征，包括饮食习惯、起居习惯、日常生活安排、娱乐方式和参与社会活动等。生活方式是一个内容相当广泛的概念。

一、生活方式的特征

生活方式作为内涵丰富的复杂概念，具有以下特征。

（一）综合性和具体性

生活方式既可从社会形态的层面上表述为社会生活方式，也可从不同群体和个人的层面上表述为群体生活方式和个人生活方式。生活方式属于主体范畴，从满足主体自身需要角度来看，不仅涉及物质生产领域，也涉及物质生产领域以外人们的日常生活、政治生活、精神生活等更广阔的领域。它是个外延广阔、层面繁多的综合性概念。然而任何层面和领域的生活方式总是通过个人的具体活动形式、状态和行为特点加以表现的，因此生活方式亦具有具体性的特点。

（二）稳定性和变异性

生活方式属于文化现象。在一定的客观条件制约下的生活方式有着自身的独特发展规律，它的活动形式和行为特点具有相对的稳定性和历史的传承性。在人类历史上可以看到这样的现象：一个民族在数千年的发展中虽然相继更替了几种不同的社会经济形态，但该民族某些固有的生活方式特点却一直延续下来，成为该民族文化共同体的重要标志之一。生活方式的稳定性使它在发展中往往具有对新的、异体的生活方式的排斥倾向。但任何国家和民族的生活方式又必然随着制约它的社会条件的变化或迟或早地发生相应的变迁，这种变迁是整个社会变迁的重要组成部分。生活方式的社会变迁在一般情况下采取渐变的方式，在特定的社会变革时期则采取突破方式，并表现为某种超前性。

（三）量和质的规定性

人们的生活活动离不开一定数量的物质和精神生活条件、一定的产品和劳务的消费水平，这些构成了生活方式的数量方面的规定性，一般可用生活水平指标衡量其发展水平，主要环绕"需要、匮乏、工作、生产、收入、消费"等层面，最常用的指标有居住条件、劳动条件和就业率、收入与支出等。对于某一社会中人们生活方式特征的描述，也离不开对社会成员物质和精神财富利用性质及其对满足主体需要的价值大小的测定。其表现为生活方式质的方面的规定性，一般可用生活质量的某些指标加以衡量，如生活质量指数（Physical Quality of Life Index，PQLI）、国民幸福指数等。PQLI是客观指标，由婴儿死亡率、1岁平均期望寿命和成人识字率三个指标组成，综合反映社会物质福利水平。幸福感是人们对自身目前生活总体质量的评价程度。只有把生活方式的量和质两方面的规定性统一起来，才能完整地把握某一生活方式的范畴属性。

二、生活方式分类

根据生活方式的特征，对生活方式可从多种角度进行分类。

（一）按主体层面划分

按主体层面，生活方式可划分为社会生活方式、群体生活方式和个人生活方式三大类型。社会生活方式是该社会全体成员生活模式的总体特征。人类历史经历了五种社会形态，由此产生不同的社会生活方式，依次为原始社会生活方式、奴隶社会生活方式、封建社会生活方式、资本主义社会生活方式和社会主义社会生活方式等。群体生活方式包括各阶层（指由于经济地位不同而划分的不同层次）、各民族、各职业集团，以至家庭的生活方式等不同体系。个人生活方式从心理特征、价值取向、交往关系以及个人与社会的关系等角度可分为内向型生活方式和外向型生活方式、奋发型生活方式和颓废型生活方式、自立型生活方式和依附型生活方式、进步的生活方式和守旧的生活方式等。总之，某一社会、群体、个人生活方式是该社会中生活方式的一般、特殊和个别的表现形态。

（二）按时代特征划分

按时代特征，生活方式可分为传统社会生活方式和现代社会生活方式。传统生活方式是指在自然经济形态下受传统的人生观、价值观制约，并为传统的道德观所规范的生活方式。现代生活方式指人类社会进入工业文明以后新形成的、有别于以前社会形态的基本生活方式。有学者认为社会进步最直接的体现就是人们生活方式的现代化。

（三）按社会结构划分

按社会结构，生活方式可分为城市生活方式和农村生活方式两大类。城乡分离和城乡发展差距，是人类社会在一定阶段社会分工的产物，反映了城乡之间资金、信息、技术等生产要素之间的配置差异。城乡差别还反映在不同的户籍、居住方式、教育、医疗、就业、保障等，由此产生不同的生活方式。在当今世界上，发达国家的城市人口占很大比重，城市生活方式是绝大多数居民人口的生活方式；发展中国家的农业人口占很大比重，农村生活方式仍占优势。伴随着工业化、城市化的进程，城市生活方式将在发展中国家得到相应的发展。

（四）按不同领域划分

按不同领域，生活方式可划分为劳动生活方式、消费生活方式、闲暇生活方式、交往生活方式、政治生活方式、宗教生活方式等。

（五）按主要经济形式划分

按主要经济形式，生活方式可分为自然经济生活方式、商品经济生活方式。

（六）按对健康的影响划分

按对健康的影响，生活方式可划分为不良生活方式和健康生活方式。不良生活方式是指人们长期受各种因素影响而形成的一系列不利于健康的生活方式、生活制度和生活意识。健康生活方式是指个体或群体为促进或维持健康而采取的一系列行为和生活方式。健康生活方式必须和社会相适应，人也要和环境相和谐，要有健康的人生观与世界观，一分为二地看待世界上的事，摆正自己在社会生活中的位置。1992年世界卫生组织在《维多利亚宣言》中把健康生活方式归纳为四个方面：合理膳食、适量运动、戒烟限酒、心理平衡。

第二节 生活方式与健康

"生老病死"是一个自然的过程，但人类从来没有停止过对生命的探索。一般来说，哺乳动物的寿命是其生长期的5倍至7倍，人的生长期用最后一颗牙齿长出来的时间（20至25岁）来计算，因此人的寿命最短100岁，最长可达175岁，公认人的寿命正常应该是120岁左右。但目前人类平均期望寿命只有70多岁，是什么减少了人类的寿命？从几千年来肆虐人类的传染病到当前的防控重点——慢性非传染性疾病，无疑都严重威胁人类健康和寿命。关注人类疾病特点以及生活方式对健康的影响，对于有针对性地改善不良行为、提高健康水平具有重要意义。

一、人类疾病谱的转变

人类自古以来就受到各种疾病威胁。远古时期，人类面对着物质条件贫乏的环境，生存和解决温饱是最主要的任务。在那个时候，人类生产力水平低，科学技术思想尚未确立。人们不知道什么是疾病或者为什么患病，对健康和疾病的认识是超自然的，防治疾病主要依赖求神问卜。

随着社会的发展，由于人口聚集，社会环境变化，传染病成为数个世纪以来人类的噩梦。人类历史上危害最严重的传染病——鼠疫，曾有三次大的流行。人类大规模的处死老鼠的天敌——猫，致使老鼠猖獗繁衍，在城市肆无忌惮，仅第一次大流行，鼠疫就夺去了1亿人的生命。引起鼠疫的病菌是由藏在黑鼠皮毛内的蚤携带的。鼠疫的症状之一是患者的皮肤上出现黑斑，所以亦被人们称为"黑死病"。对于那些感染上该病的患者来说，痛苦地死去几乎是无法避免的，没有任何治愈的可能。而该病一旦发生，便会迅速扩散，引起大量的人群死亡。天花也曾经是最令人恐惧的疾病之一，从公元6世纪起就有记录。仅仅在20世纪就杀死了大约3亿人口。天花病毒很容易通过空气传播，而且没有有效的治疗方法。直到1980年人类才通过疫苗接种完全摆脱天花的威胁。

过去的流行病导致了一套特殊制度的形成，即把疾病看作是集体现象，一次流行病期间，一个人生病，他周围的人也不能幸免。在疫区，几乎每个家庭都难逃厄运，对大规模流行的疾病的描述都离不开死亡人数和对充塞家里和路边的死尸的统计。直到16世纪意大利医生弗拉卡道尔（Fracastor）提出"传染"的概念，人们才开始意识到传染的问题。此时，医学几乎是无能为力的，对付传染病主要采取抑制措施，如隔离病人，设检疫站对流动的人群进行检查，封锁受灾的居民区或村镇等。

19世纪以来，城市管理、经济、农业技术、运输和商业等方面的进步，更好地抵御了饥荒和粮食不足，随后卫生进步和普遍教育使平均期望寿命逐渐延长。在同一时期，与医学有关的科学技术也取得了革命性的突破，最主要的就是细菌的发现。人类更是通过抗菌药物、预防接种、杀虫灭菌及改善基础卫生条件等措施取得了应对传染病的伟大胜利，使各种传染病得到了有效控制。然而，威胁人类健康的传染病并没有消失。20世纪80年代，艾滋病的出现模糊了从前的传染病与现代病的界限，传染病特别是病毒性传染病并没有销声匿迹，而是以一种新的影响方式出现在人类面前。

1996年世界卫生组织呼吁，我们正处于一场传染病全球危机的边缘，没有一个国家可以躲避这场危机。耐药的结核病、被忽视的热带病、病毒性肝炎，以及新发的传染病，如艾滋病、疯牛病、非典型肺炎、禽流感等，来势凶猛，却与过去的传染病有很多区别。总的来说，现代传染病不再像过去那样大规模危及生命。对于个体病人而言，现在的传染病死亡的危险性比过去的传染病小。第二个区别是作用相对缓慢，艾滋病、疯牛病从感染到发病的潜伏期可以长达数年。于是出现了另一个群体，这就是血清阳性者。他们不是病人，而是"有生病危险"的人。他们要成年累月地面临复杂的情况，能保持正常的生活但前途难卜。这和慢性病不无相似之处。这些疾病的相似之处在于感染途径与自身的行为密切相关，而在对付这些疾病的过程中，社会和团体的作用更加明显。

当前，传染病和慢性病并存威胁人类健康。20世纪中叶以来，无论是发达国家还是发展中国家，慢性病在疾病谱和死因谱中的位置逐年上升。据统计，慢性病导致的死亡人数已占到我国总死亡人数的88%，而导致的疾病负担占总疾病负担的70%以上。

以心脏病、脑血管疾病、糖尿病、恶性肿瘤等为主的慢性病导致高发病率、高死亡率、高致残率，已经成为影响人群健康的主要疾病。慢性病是起病隐匿、病程长且病情迁延不愈、缺乏明确的传染性生物病因证据、病因复杂或病因尚未完全明确的一类疾病的总称。我国慢性病的患病率呈上升趋势，且发病有年轻化的趋势，慢性病患者的增加严重影响劳动力人口的健康，制约了国民经济的发展。

二、生活方式与疾病

1974年，时任加拿大卫生部部长的拉隆达（Lalonde）代表加拿大卫生部做了"加拿大健康的新视角"（A New Perspective on the Health of Canadians）的报告，在此报告中他提出，决定人类健康的因素有四类：生物学因素、环境因素、行为和生活方式因素、卫生系统因素。该报告提出后，健康四类因素受到广泛承认。众多的研究已证明：导致慢性病产生的因素中，行为危险因素占60%~70%，遗传和环境因素约占30%。因此，一个控制和改变不健康的生活方式，建立健康行为的时代已经到来，正如WHO负责人在日内瓦指出："要重视疾病的发生与不良生活方式和行为习惯的联系，否则，这些因素引起的现代疾病将成为21世纪的一个大问题。"

由不良生活方式导致的疾病如高血压、冠心病、脑血管意外、糖尿病、肥胖症、抑郁症及部分恶性肿瘤等，目前还难以彻底治愈，严重危害人类的生命和健康。但是大多数慢性病的危险因素是可改变的行为因素，如烟草使用、有害饮酒、高盐高脂肪饮食、静坐生活方式等，因此在慢性病的防治中，需要把危险因素的控制放在首要地位。在无危险因素时，要加强健康教育，防止危险因素出现；在有危险因素时，要采取措施，消除和降低危险因素的作用。一些发达国家自20世纪60年代开始注意改善人们的行为和生活方式，到80年代初，取得了显著的效果，冠心病和脑卒中（中风）的发病率分别下降33.7%和43.5%，死亡率下降47%。美国在20世纪50年代至70年代初，临床诊断和治疗技术突飞猛进，但这并没有使美国人的死亡率下降。进入70年代，美国逐渐重视生活方式对人们健康的影响，通过政策和大众健康干预，使人们的不良生活方式得到改变，许多慢性病的发生率和死亡率明显下降。我国首都钢铁公司20世纪70年代起开展高血压病的防治教育，1974—1988年，脑卒中发病率从155/10万下降到58/10万，死亡率由84/10万下降到18/10万。

世界银行报告认为，50%以上的慢性病负担可通过改变生活方式和控制行为风险来预防。值得注意的是，慢性病病程迁延，危险因素多与行为和生活方式有关，因此，患者在慢性病的控制过程中绝不仅仅是服务的被动接受者，相反，无论是危险因素的控制还是慢性病的治疗与管理，都取决于患者的积极性和配合程度，有效的自我管理可使慢性病高危人群和患者取得良好的防治效果。健康自我管理方式将在本书第二章中详细论述。

第三节 健康观

健康观即人们对健康/疾病的看法，包括健康/疾病的概念与定义、如何保护健康与促进对健康的认识。随着医学的发展，健康观也不断发生变化，其内涵不断丰富，外延不断扩展。健康观的方向已由消极地治疗疾病、保护健康发展到积极地预防疾病、促进健康；健康观的维度由生理健康逐渐扩展到心理健康，由身体健康扩展到社会健康；健康观的范围由个体健康扩大到群体健康。

一、传统健康观

"无病就是健康"是传统健康观（Classical Health）的核心。无病成了健康的代名词。有病就是病人，无病就是健康人。而是否有病取决于机体是否患有个人可以感觉到的或医学技术可以检测到的疾病，这种感知或检测到的疾病又受到当时人们的认识水平和医疗技术条件的影响。

这种传统健康观使人们将注意力放在了生命过程异常时的状态。通常情况下，人们只有感觉到自己身体有异常时才寻求医疗帮助。医生在诊疗时也努力寻找机体是否异常的客观证据。在分析某一人群的健康状况时，也是找出有病人群，余下的就是健康人群，如传统的人群健康评价指标只包括发病、患病和死亡指标。

传统健康观简单，容易理解，在医学实践中容易操作。但它是一种消极或负向的健康观。它使人们只关注机体异常时的状态，关注疾病人群，从而导致人们在健康保护和促进中处于一种被动状态，忽视疾病的预防，忽视全人群的健康。

二、整体健康观

整体健康观（Holistic Health）视机体为一个整体，视生命为动态过程。整体健康观认为，健康由多个维度组成，同时注重人的生物属性和社会属性，要求躯体、心理和社会诸方面共同成长和协调发展，对不断变化的环境表现出良好的适应能力。整体健康观与生物－心理－社会医学模式相呼应。

整体健康观具有代表性的定义是世界卫生组织1948年的定义："健康不仅是没有疾病和虚弱现象，而且是一种躯体上、心理上和社会适应方面的完好状态。"这一定义兼顾了人的自然属性和社会属性，表达了健康的正向性，具有更为积极的意义。该定义既包含了作为生物有机体的人的生理健康，又加入了作为高级生命复合体的人所特有的心理和社会两方面的内容。故世界卫生组织的健康观是一种积极的整体健康观。整体健康观包括以下几个方面：

（一）躯体健康

躯体健康是指躯体的结构完好和功能正常。躯体健康具有相对性，人体通常不断地通过各种机制调节各种器官和组织的功能，以适应并保持与环境中不利因素之间的平衡，由于环境不断变化，因而躯体与环境之间的平衡是相对的。人类社会在发展，科学在进步，人们对疾病的认识不断深化，因而不可能对躯体健康定下永恒的标准。目前人们认为的躯体健康只是限于利用当代科技手段对人体进行观察和测定，如果未发现异常即认为是躯体健康。

（二）心理健康

心理健康又称精神健康，它是指人的心理处于完好状态。这种心理上的完好状态主要有三方面的含义。

1. 正确认识自我：过高估计自己，过分夸耀自己，过度自信，工作没有弹性，办事不留后路，一旦受挫，易引起心理障碍；反之，过低估计自己，缺乏自尊心、自信心，胆小怕事，缺乏事业的成就感，缺乏责任感都是心理不健康的表现。

2. 正确认识环境：个人要对过去的、现在的以及将要发生的一切事件和事物有客观的和一分为二的认识。

3. 及时适应环境：使自己的心理与环境相协调与平衡，要求人们主动地控制自我、改造环境与适应环境。由于没有人能够通过自我控制和改造环境使自己与环境的关系完美无缺，所以心理完全健康的人是极少的，通常仅把需要进行治疗的人称为病人。

（三）社会适应能力

社会适应能力良好，是指人们进行社会参与时的完好状态，它包括三方面的含义：①每个人的能力应在社会系统内得到充分的发挥；②作为健康人应有效地扮演与其身份相适应的角色；③每个人的行为与社会规范相一致。

社会状况是衡量社会适应能力的重要标志。个体的社会状况包括人们的活动度和自力度。活动度指人们参与社会活动的能力水平，这与人们的行为模式和生活方式、人际关系有关；自力度是一个人与不断变化的社会环境做斗争以求得更好的适应水平，受到个人的社会地位和个人角色的影响。

（四）道德健康

现代社会，人们在复杂变化的社会关系中活动，各种行为随时都可受到自身道德意识的评判。当一个人能够克服内心矛盾，做出合理的抉择并加以执行时，就会感到心安理得，否则就会产生不安或内疚。在影响健康的众多因素中，人们还面临着外在的客观挑战与内在的主观挑战之间的有效平衡。若长期不能达到平衡状态，人的道德信念和道德行为将产生矛盾，造成内心紧张，这样的人即使躯体健康仍不能算作健康。道德健康是一种价值判断，受社会文化影响极大，故难以测量。

（高博）

第二章 健康自我管理

学习目标：
- 定义行为和健康相关行为。
- 了解影响行为的主要因素。
- 了解行为改变相关理论。
- 熟悉自我健康生活方式管理方法。

健康自我管理，主要是行为者根据自己所追求的健康目标，设定行为改变与维持的目标，通过适合的方式到达目标的过程。健康自我管理的中心问题是对行为的管理。

第一节 行为和健康相关行为

一、行为概述

通过改变行为和生活方式来促进健康已经成为公共卫生工作的核心内容之一。而为了有效地改变人们的健康相关行为，我们需要对行为与行为影响因素进行了解。

人的行为（Behavior）指具有认知、思维能力并有情感、意志等心理活动的人对内外环境因素刺激所做出的能动反应。人的行为具有生物属性和社会属性，因此人类行为又可分为本能行为和社会行为。

（一）本能行为

本能行为被认为是生物体本身固有的、不学就会的行为。目前公认的人类本能行为有以下几种：摄食行为、性行为、睡眠、攻击行为与自我防御行为。

（二）社会行为

人具有生物性，更具有社会性。人类在进行物质生产的同时逐渐形成一定的文化、艺术、科学、哲学、宗教、道德、风俗、法律等意识形态，以及各种政治关系、经济关系、家庭关系和人际关系。这些因素构成的社会环境塑造、规范和约束社会成员的行为，使之符合社会的要求和满足社会的需要。

人类的社会性决定了人类行为的社会性。一个人类新生儿不可能脱离人类社会而成长为一个"人"。生活在人类社会中，受到所处环境的影响，每个人都自觉或不自觉地模仿着周围人群的情感反应方式、行为方式，尤其是通过社会的教育活动学习语言、风俗、知识、思想、道德、法规等，逐渐从一个自然人成长为一个社会人。这个过程称为社会化（Socialization）。人的社会属性全部是通过社会化获得的，其基本内容包括习得社会生活技能、社会生活行为规范，形成价值观、世界观和社会生活目标，获得社会角色与社会地位等。社会化并非一个完全被动的过程，个体在此过程中选择性地学习，已经形成的思想观念、价值观念和态度等会反过来影响社会化过程。

从概念上将本能行为与社会行为进行区分对于健康行为改变是有意义的，因为社会行为意味着行为具有被改变的可能性。如人必须要摄食，这个是本能，但随后逐步形成的进食习惯、偏好等却是后天受环境影响和适应、学习的结果，因此人类的饮食行为又具有社会性。健康自我管理的内涵是对健康相关的社会行为的改善。

二、影响行为的三层次因素

人们通常使用一些因素去解释行为的成因，目前基本能将这些影响因素分成两大类：个体因素与环境因素，而环境因素又可以进一步分为宏观环境因素与人际因素。

（一）个体因素

影响人类行为的个体水平的因素可以分为生理因素与心理因素。生理因素影响行为的深层次机制需要对脑科学方面的探讨，如有研究认为大脑的海马区域与人的认知有关，而伏隔核与情绪有关，多巴胺被认为与成瘾有关，睾丸酮激素被认为与男性的攻击行为有关，催产素被认为能提高人行为的亲和性。

而认知、需求、动机、情感、态度与意志等心理因素是更容易被感知到的个体层面影响行为的因素。由于这些心理因素与行为直接联系，我们在第二节将详细说明。

（二）宏观环境因素

宏观环境因素主要是指文化、经济发展水平、政治制度、法律、教育等宏观社会因素。人们所处的社会环境不同，健康行为就会有很大的差异。如果一个地区人们的主要问题是温饱问题，则普遍性的健康意识可能不会很强。

对于宏观环境因素，有一个概念需要注意，就是社会规范（Social Norm）。社会规范是社会学概念，指一个社会诸成员共有的行为规则和标准，是确定与调整人们共同活动及其相互关系的基本原则。它是人们在社会化过程中通过社会学习逐渐实现的。社会规范与法律法规有一定区别。法律法规是成文的规定，有一部分的社会规范经过立法程序可以成为法律条文，如惩罚偷盗，但有一些行为规范即使没有正式的法律条文人们也会遵守。如很多社会中，人们认为男性吸烟是正常行为，而女性吸烟是不太适当的行为。

（三）人际因素

人际因素属于微观环境因素，一些社会科学理论指出人的行为是在微观环境中展开的，如我们主要的行为通常都是在家庭成员、朋友、同事的社会关系中产生的。

在健康行为干预领域，研究者认为社会压力是影响健康行为的重要因素。社会心理学上所指的社会压力通常是指人生活与工作环境中受到的群体与个人对某种行为的认可或者反对的感知。如某个人，其配偶与父母都反对他吸烟，这个对于其健康行为就是重要的社会压力。另外一个与此相关的概念被称为同辈压力，指同辈群体对其成员的行为期望。同辈群体是指由年龄、性别、志趣、职业、社会地位以及行为方式大体相近的人所组成的一种非正式群体。如处于青春期的青少年很容易受到同辈群体的影响而出现吸烟、不安全的性行为等。

三、健康相关行为

健康相关行为（Health-related Behavior）是指个体或群体与健康和疾病有关的行为，一般可分为两大类：促进健康行为（Health-promoted Behavior）和危害健康行为（Health-risky Behavior）。

（一）促进健康行为

促进健康行为指个体或群体表现出的客观上有利于自身或他人健康的行为。其主要特点有：①有利性，行为表现有益于自身、他人和整个社会的健康，如不抽烟；②规律性，行为表现规律有度，如定时定量进餐；③和谐性，个体行为表现有自己的个性，如选择运动项目，又能根据环境调整自身行为；④一致性，外显行为与内在心理情绪一致；⑤适宜性，行为的强度有理性控制。

促进健康行为可分为五大类。

1. 日常健康行为：日常生活中一系列有益于健康的基本行为，如合理营养、平衡膳食、积极锻炼、积极休息与适量睡眠等。

2. 预警行为：预防事故发生和事故发生以后正确处置的行为，如使用安全带，溺水、车祸、火灾等意外事故发生后的自救和他救。

3. 保健行为：正确、合理地利用卫生保健服务，以维护自身身心健康的行为，如定期体格检查、预防接种、发现患病后及时就诊、咨询、遵从医嘱、配合治疗、积极康复等。

4. 避开环境危害：这里的环境危害是广义的，包括人们生活和工作的自然环境与心理社会环境中对健康有害的各种因素。主动地以积极或消极的方式避开这些环境危害也属于健康行为，如离开污染的环境、采取措施减轻环境污染、积极应对那些引起人们心理应激的紧张生活事件等。

5. 戒除不良嗜好：不良嗜好指的是日常生活中对健康有危害的个人偏好，如吸烟、酗酒与滥用药物等。戒烟、不酗酒与不滥用药品就属于戒除不良嗜好这类的健康行为。

（二）危害健康行为

危害健康行为指的是偏离个人、他人乃至社会的健康期望，客观上不利于健康的一组行为。危害健康行为的特点：①危害性，行为对人、对己、对社会的健康有直接或间接的、明显或潜在的危害作用。例如吸烟行为不仅对吸烟者本人的健康产生危害作用，而且对他人（造成被动吸烟）和社会（造成总发病率、死亡率提高）带来不利影响。②明显性和稳定性，行为对健康产生危害需要一定的作用强度和持续时间。③习得性，危害健康行为是后天获得的，是"自我制造"的，故又称"自我制造的危险因素"。

不良生活方式则是一组习以为常的、对健康有害的行为习惯，包括能导致各种成年期慢性退行性病变的生活方式，如吸烟、酗酒、缺乏运动锻炼、高盐高脂饮食、不良进食习惯等。不良的生活方式与肥胖、心血管系统疾病、早衰、癌症等的发生关系密切。有的不良生活方式如果违反社会法律、道德，甚至对社会的稳定和发展造成影响，可能成为社会问题。如果这类社会问题主要由社会的原因引起，而且与躯体和心理健康相关，就构成了所谓的"社会病"。吸毒、性乱等危害健康的行为既直接危害行为者个人健康，又严重影响社会健康与正常的社会秩序。如吸毒可直接产生成瘾行为，导致吸毒者身体极度衰竭，静脉注射毒品还可能导致感染乙型肝炎和艾滋病；而混乱的性行为可能导致意外怀孕，感染性传播疾病和艾滋病。

第二节　行为改变相关理论

在大量实践的基础上，研究者对行为改变的规律进行了总结，提出了一些理论用于指导实践。一些行为改变理论对于健康自我管理具有很好的参考意义。我们介绍两个与健康自我管理相关的理论，并总结理论中对健康自我管理有意义的内容。

一、行为改变阶段模式

Prochaska 和 DiClemente 在 1982 年提出了行为改变阶段模式（Stages of Change Model，SCM）。两人通过对吸烟者戒烟过程的研究发现人的行为的改变必须经过一系列过程。以往人们常常将行为变化解释为一个事件，例如停止吸烟、去锻炼身体、增加水果摄入等。行为改变阶段模式则将变化解释为一个连续的、动态的、由五个步骤逐渐推进的过程。该模式注重个体内在因素，并认为人们修正负向行为或采取正向行为实质上是一个决策过程。此过程包括十个认知和行为步骤。最初该模式适用于戒烟行为的探讨，但它很快被广泛应用于酗酒及物质滥用、饮食失调及肥胖、高脂饮食、AIDS 预防等方面的行为干预，其相关内容对健康自我管理具有一定的借鉴作用。

（一）行为变化阶段

以戒烟为例，行为改变阶段模式认为人的行为变化通常需要经过以下五个阶段。

1. 无转变打算阶段（Precontemplation）：处于该阶段的人，没有在未来六个月中改变自己行为的考虑，或意欲坚持不改。个体可能是还没有意识到自己的行为存在问题，也可能是以前曾尝试过改变，但因失败而觉得没有能力来改变。这两种情况下，个体可能避免想到或提到其目前所具有的疾病危险行为。

2. 打算转变阶段（Contemplation）：处于该阶段的人打算在未来（六个月内）采取行动，改变疾病危险行为。个体已经意识到自己的行为问题，也已经意识到行为改变后的好处，但同时也意识到会有一些困难与阻碍，在好处与困难之间权衡而处于一种矛盾状态。行为改变的代价和利益之间的平衡能产生极深的矛盾情感，并使人们长时间地停留在这个阶段。如果个体通过决策判断认识到行为改变的利大于弊，并且行为改变的动机大于保持原状的动机，那么他将会进入下一个行为变化阶段。

3. 转变准备阶段（Preparation）：进入这一阶段的人将于未来一个月内改变行为。这种人在过去一年中已经有所行动，并对所采取的行动已有打算，例如，处于体育锻炼准备阶段的个体会参加与体育锻炼有关的教育课程，向有经验的运动保健医生咨询锻炼计划或运动处方，为进行体育锻炼购买运动服装、器材等。

4. 转变行为阶段（Action）：在此阶段的人，在过去的六个月中目标行为已经有所改变。行动往往被视作行为改变，但在行为改变阶段模式中，不是所有的行动都可以看成行为改变。个体行为的改变必须符合科学家或专家的判断已达到足以降低疾病风险的程度。以吸烟为例，减少吸烟量并非处于转变行为阶段，完全不吸烟才是处于转变行为阶段。

5. 行为维持阶段（Maintenance）：处于此阶段的人已经维持新行为状态长达六个月以上，已达到预期目的。个体努力防止旧行为复发，但其已比较自信，不易再受到诱惑而复发旧行为。

处于行为转变不同阶段的个体无疑有不同的需要，因此要根据他们的特点和需要，采取不同的措施。这应是行为改变阶段模式的基本原则和精华所在。

行为改变阶段模式将行为的改变分成五个阶段，但个体的行为变化并不总是在这五个阶段间单向移动。很多人在达到目标前，往往尝试过多次，有些会退回到无转变打算阶段。行为者能从任何阶段退回到早前的阶段，如从转变行为阶段或行为维持阶段退回到一个比较早期的阶段。一种健康行为的形成有时并非易事，而要经过多次尝试才能成功。

（二）变化过程

变化过程包括内隐性与外显性的活动，是个人为修正其行为所运用的认知、情感、行为和人际策略和技巧，其为问题行为者提供了改变行为的重要策略。通过对大量问题行为的研究，人们已经发现了10个最常用的变化过程，涉及认知层面以及行为层面。

1. 认知层面。

（1）意识唤醒（Consciousness Raising）：发现和学习新事实、新思想，向健康行为方向努力。

（2）情感唤起（Dramatic Relief or Emotional Arousal）：知觉到如果采取适当的行动，可减少不良行为带来的负面社会影响。

（3）自我再评价（Self-reevaluation）：在认知与情感上对自己的健康风险行为进行自我评价，认识到行为改变的重要性。

（4）环境再评价（Environmental Reevaluation）：在认知与情感上对自己的健康风险行为对社会环境产生的影响进行评价，例如评估自己吸烟对他人健康的影响。

（5）自我解放（Self-liberation）：在建立行动信念的基础上做出要改变行为的承诺。

（6）社会解放（Social-liberation）：意识到有一个尊重个人及有利于健康的社会环境在支持健康行为。

2. 行为层面。

（1）替代行为（Counterconditioning）：认识到不健康行为的危害，学习一种健康行为取代它。

（2）强化管理（Reinforcement Management）：增加对健康行为的奖赏，反之实施处罚，使改变后的健康行为不断出现。

（3）控制刺激（Stimulus Control）：消除诱发不健康行为的因素，增加有利行为向健康方向改变的提示。

（4）帮助关系（Helping Relationships）：在健康行为形成过程中，向社会支持网络寻求支持。

二、健康信念模式

健康信念模式（the Health Belief Model，HBM）于 1958 年由 Hochbaum 提出，其后经 Becker、Rosenstock 等社会心理学家的修订逐步完善，早期用于解释人们的预防保健行为，特别是分析哪些因素影响人们遵从医学建议的行为，目前被广泛地运用于各种短期或长期的健康危险行为的预测和改变上。HBM 强调感知（Perception）在决策中的重要性，认为信念是人们采纳有利于健康的行为的基础，人们如果具有与疾病、健康相关的信念，他们就会采纳健康行为，改变危险行为。HBM 是目前用社会心理学方法解释和指导干预健康相关行为的重要理论模式，提出健康行为受到心理社会因素的共同影响。它以心理学为基础，由刺激理论和认知理论综合而成。HBM 遵照认知理论原则，首先强调个体的主观心理过程，即期望、思维、推理、信念等对行为的主导作用。该模式认为对易感性和严重性的认知与预防疾病的行为是相关的。认知系统的核心部分是一套关于疾病的个人信念，这个信念调节着对威胁的感知从而影响采用对抗疾病的行为的可能性。健康信念是人们接受劝导、改变不良行为、采纳健康促进行为的关键。

（一）健康信念模式的基本内容

1. 健康信念（Health Belief）：人如何看待健康和疾病，如何认识疾病的严重程度及易感性，如何认识采取预防措施后的效果及采取措施所遇到的障碍。健康信念模式认为人们要接受医生的建议而采取某种有益健康的行为或放弃某种危害健康的行为，需要具有以下几方面的认识。

（1）行为健康后果信念：知觉到某种疾病或危险因素的威胁，并进一步认识到问题的严重性，进而产生恐惧。行为健康后果信念包括知觉到易感性（Perceived Susceptibility）和知觉到严重性（Perceived Severity）。

1）知觉到易感性是指人们对行为健康后果危险性的主观知觉，指个体根据某种疾病的发病率、流行范围、易感性等做出某种行为导致自己罹患某疾病可能性的判断，包括对医生的判断的接受程度和自己对疾病发生、复发可能性的判断。使个体通过事实评价做出主观判断，形成疾病易感性的信念是健康教育成败的关键。

2）知觉到严重性是指对行为后果的主观评价，包括：人们对由某种行为导致的疾病所引起的健康后果的判断，如死亡、伤残、疼痛等；对疾病引起的社会后果的判断，如工作烦恼、失业、家庭矛盾、社会关系受影响等。

一般而言，个体知觉到易感性和严重性程度高，能够减少危险性行为发生，反之则增加危险性行为发生。

（2）行为效果信念是个体对行为改变结果的认识和评价，即对行为改变结果的期望，确认这种行为改变与疾病或危险因素的密切联系，包括知觉到益处（Perceived Benefit）、知觉到效果（Perceived Effect）以及知觉到障碍（Perceived Barriers）。

1）知觉到益处：指人们对于实施或放弃某种行为后，能否有效降低患病的危险性或减轻疾病后果的判断，包括减缓病痛、减少疾病产生的社会影响等。只有当认识到自己的行为有效时，人们才会自觉地采取行动。

2）知觉到障碍：指人们对采取该行动的困难的认识，如有些预防行为花费太大，可能带来痛苦，与日常生活的时间安排有冲突，不方便等。对这些困难有足够的认识，是使行为巩固持久的必要前提。

当知觉到益处和知觉到效果大于知觉到障碍时，行为的转变成为可能；否则个体可能依旧维持原有的不健康行为。

2. 行动提示因素（Cue to Action）：采取预防性措施的促进因素，包括大众传播媒体的宣传、别人的劝告、卫生保健人员的提醒、报纸杂志的介绍、家人或朋友患过此病等。

3. 影响及制约因素（Modifying Factors）：可能对行为产生影响或制约行为的因素。

（1）人口学因素：年龄、性别、种族等。

（2）社会心理学因素：个性、社会地位、社会压力等。

（3）知识结构因素：关于疾病的知识、以往与疾病的接触等。

（二）健康信念模式的理论假设

健康信念模式从对象的需要出发考虑问题，并且应用了关于认知、意志的知识和价值期望理论（Value Expectancy Theory）。健康信念模式假设一个人是否采取或放弃某种行为取决于这个人是否：

1. 产生恐惧，认识到某个负面结果对自己的健康和利益（经济、家庭、社会地位等）是严重的威胁，而且这种威胁是现实的（知觉到威胁和严重性）。

2. 有一个正向期望，即通过采取一个推荐的行动，能有效避免该负性健康结果，包括坚信改变不良行为会得到非常有价值的后果（知觉到益处），同时认识到行为改变中可能出现的困难（知觉到障碍）。

3. 确信自己能成功克服困难并采取推荐的行为（自我效能）。

（三）自我效能

自我效能（Self-efficacy）是指人们对成功地达到某个行为目标或应付某种困难情境的信念，即人们对自己能否在一定水平上完成某项活动所具有的能力判断、信念或主体自我把握与感受。自我效能是人类行为的决定因素，是个人因素的中心。自我效能包括两个部分，即结果期望和效能期望。结果期望是指个人对自己的某一特定行为可能导致某种结果的主观判断，如果个人预测到某一特定行为将会导致特定的结果，那么这一行为就可能被激活和被选择。效能期望则是个人对自己能否实施某种行为的推测或判断，即个人对自己行为能力的推测。它意味着个人是否确信自己能够成功地实施带来某一结果（如戒烟）的行为。当个人确信自己有能力进行某一活动，他就会产生高度的自我效能，并会去进行那一活动。个人的行为主要受效能期望控制。个人对某种行为的效能期望决定着其在完成特定行为过程中做出多大努力，在面对困难时能坚持多久，在应对失败时能否保持乐观的情绪，以及在处理棘手问题时能够承受多大压力。人们在获得了相应的知识、技能后，自我效能就成为行为的决定因素。例如，当个人不仅知道戒烟可以导致好的健康结果（降低患肺癌或者慢性呼吸系统疾病的风险），而且还感到自己有能力采取相应措施把烟戒掉时，就会采取戒烟行动。

三、行为理论中与健康自我管理相关的要素

虽然上面两个理论在表述上以及目前在专业健康教育工作者的实践中有很大的差异，但通过对两个理论的综合分析，我们可以提取出一些健康自我管理相关的要素。

（一）健康行为动机

健康行为动机在行为改变阶段模式中被称为"意识唤醒"与"情感唤醒"，在健康信念模式中被称为对健康"风险威胁的认知"，应该说在两个理论中，个人产生健康行为的动机是行为改变的第一步。根据健康信念模式，对易感性与严重性的综合判断形成了个人对具体问题的健康行为动机。个人健康行为动机的产生一般来说首先与知识有关，如个人只有知晓了吸烟可能导致的健康问题才有可能戒烟，但很多情况下只有知识是不够的，还需要行为改变者在具备知识的情况下，唤起行为动机。如根据健康信念模式，家人或朋友罹患疾病会唤醒行为者的健康行为动机。

（二）行为改变的条件

在具备健康信念后，个人具备了行为改变的动机，但只有人们认识到替代行为的益处，以及认为可以克服行为改变的障碍后，行为改变才可能发生。因此在行为改变中，应该尽量增加行为的益处，减少行为的障碍。如在欧美一些戒烟门诊中，提供了尼古丁贴片类的香烟替代品，这样的方法基于危害降低理念，虽然争议较大，但确实创造了行为改变的条件。

（三）社会支持

在行为改变中，家人与朋友的支持都起着重要作用。人际关系可以给行为改变的当事人提供物质与情感支持，是个人行为强化的重要来源。

（四）行为强化

根据行为主义心理学理论，学习一定的行为，重要的是要产生后果。如果这一后果容易使这一行为再次发生，这就是一种正强化；如果行为的后果不容易使这一行为再次发生，就是负强化。因此在健康自我管理中，个人可以设定合理的奖惩目标，引导个人行为。

（五）自我效能

健康相关行为包括范围很广的行为，如果只是接受一次预防接种与接受一次体检，这些行为对于大多数人来说都很简单易行。然而，当人们试图改变与生活方式有关的行为时，情况就大为不同。这些行为是长期养成的习惯，需要很长的时间来改变。自我效能被社会心理学家班杜拉于1970年提出后，很快就被应用到健康相关行为的研究中。自我效能被认为有三个作用：

1. 自我效能影响人们的行为选择。人们倾向于回避那些他们认为超过其能力所及

的任务和情境,而承担并执行那些他们认为自己能够完成的任务。在行动中,积极的自我效能培养积极的承诺,并促进胜任能力的发展。

2. 自我效能决定着人们将付出多大的努力以及在遇到障碍或不愉快的经历时将坚持多久。

3. 自我效能影响人们的思维模式和情感反应模式。自我效能低的人受环境影响时,会过多想到个人不足,并将潜在的困难看得比实际上更严重。有充分自我效能的人将注意力和努力集中于情境的要求上,并被障碍激发出更大的努力。

因此,个人健康管理中,自我效能被认为有着重要作用,在个人行为改变中,他人的评价是可以提高个人的自我效能的,因此社会支持对自我效能的提高有重要作用。另外,自我效能与自我管理的目标是有关系的。自我管理的目标不能过高,也不能过低,因为过高的目标容易产生挫折,降低行为者的自我效能,而过低的目标意义不大。

第三节 自我健康生活方式管理方法

健康生活方式管理是指个体或者群体在系列健康教育课程或健康咨询的帮助下,掌握健康生活方式的基本知识和管理技能,充分利用各种资源,通过个人或群体的努力对自身不良的行为和生活方式进行校正,减少健康危险因素,提高健康水平的自我管理活动。健康自我管理最重要的内容就是知识、信念和技能。知识是开展健康自我管理的基础;信心是指勇于实践并完成某一行为的信念,是开展健康自我管理的前提;技能则是工具,为健康自我管理提供保障。

一、健康生活方式管理的特点

1. 以个体为中心,强调个体的健康责任和作用。选择何种生活方式是个人的意愿。人们被告知什么生活方式是有利于健康的、是应该坚持的,但这不能替代个人对生活方式的选择,即使是一时替代做出选择,也很难长久坚持。

2. 以预防为主,有效整合三级预防是生活方式的核心,但其含义不仅仅是预防疾病的发生,还包括逆转或延缓疾病的发展。因此,在生活方式管理中第一级预防最为重要,但同时针对个体和群体的特点,有效整合三级预防。

二、开展健康生活方式管理

自我健康生活方式管理的核心是养成良好的生活习惯。很长一段时间内都是人们自己制订一系列的健康计划,由执行者靠毅力自觉执行,由于较枯燥、难坚持,通常半途而废者居多。随着移动互联网的兴起,健康生活方式管理方法也随之有了改变。一系列的移动互联网健康管理工具为人们提供了不少便利,使得生活方式的养成更有趣,人们也更有动力。

解决问题的基本步骤:找出问题→列出解决问题的办法→选择一种方法进行尝试(尽量坚持1~2周)→评价尝试的结果→如果效果不佳,选择另一种方法代替第一种效果不佳的方法,继续尝试→如果仍不能解决问题,进一步寻找社会支持→如果仍不能解决问题，接受现实，此问题可能目前无法解决。

开展健康自我管理需要认识到问题不可能一次性解决好，必须分阶段地以短期能实现的内容为目标，一步步地解决问题。要善于不断学习解决问题的新方法，特别是善于利用社会支持来解决问题，并能够及时消除不良情绪，保持积极向上的情感状态。

实施健康自我管理就是一个行动计划的完善过程。自我管理的基本步骤如下：

（一）决定自己要做的事并拟定要达到的目标

目标的设定是最重要的管理技能之一。健康自我管理的目标一般是指自己在未来3~6个月中想要达到的行为和生活方式状况。通过目标来制订自己的行动计划，并通过目标的逐步实现提高完成任务的自信心，从而保证最终目标的实现。目标必须既实际又具体，同时目标必须是自己认为最重要的事情。

（二）分解目标，寻找可行的方法和途径

目标往往较大，不能够一下子完成。目标应先分解为具体的易操作的小目标。通常有多种方法可供选择以实现目标，需列出这些可行的方法，然后从中选出一种或两种自己最喜欢的。注意：有时自己会忽略可行的方法，求助于社会支持。

（三）制订短期行动计划——周行动计划

确定这周自己将要做什么，将要做的事是自己想做并且觉得能够完成的。确定的事情应该是改变自己的特定行为，不是目标。最近一个特定的执行计划包括做什么、做多少、什么时候做（详细到哪一天和哪一个时间做）、一周做几次。完成计划后还要回答一个问题：以 0~10 分评价自信心，自己有多大的自信心来完成这个计划。如果答案是 7 分以上，计划可认为较为合理；反之则再检查修订。表 2-1 列出了一份成功行动计划的基本要求和实例。

表 2-1　一份成功行动计划的基本要求和实例

1. 是自己想要做的事情（不是别人认为你应该做的，或你认为自己不得不做的事情） 2. 合理的（是本周你自己预计可以完成的事情） 3. 改变特定行为（如减轻体重不是一个行为，跳绳是一个特定行为） 4. 回答以下问题： 　做什么？ 　做多少？ 　什么时候做？（详细到每周的哪一天、什么时间等） 　一周做几次？ 5. 自信心多少分？（你完成整个行动计划的自信心；分值 0~10 分，0 表示一点也没有信心，10 表示非常有信心；应该至少在 7 分及以上才可能完成）
例如：本周我打算： 　做什么？<u>在学校操场跑步</u> 　做多少？<u>2000 米（跑道 3 圈）</u> 　什么时候做？<u>每天清晨 7 点开始</u> 　一周做几次？<u>一周做 5 次，分别在周 1、周 2、周 4、周 5、周 6</u>
自信心　<u>8 分</u>

（四）执行行动计划

执行短期行动计划应该记录每天的活动。任何好的管理者都会列出想要完成的事情，并在完成时进行验收。这将帮助判断计划是否切实可行，也有助于制订下一步的行动计划。每天做记录和评语，即使记下的是当时无法理解的事情，但在以后这些记录和评语对于建立一种解决问题的方式也可能很有帮助。表2-2为计划完成情况记录表，供参考。

表2-2 计划完成情况记录表

	验收	评语
星期一	√	第一次，有点累，单调
星期二	√	约了两位同学一起跑，很开心
星期三	—	—
星期四	—	下雨，明天补上
星期五	√	两位同学一起，很轻松，跑后精神好
星期六	√	周末，多休息了一个小时，八点开始，很轻松
星期日	—	—

执行结果总结：计划可行，很好地完成了任务，感觉每天比以前更精力充沛，和同学朋友一起跑感觉更好，很开心。下周可以增加一天。

（五）检验执行结果

根据行动计划完成记录了解行动实施情况，如是否完成、是否更接近目标，并分析计划执行中遇到的问题，列举相关的解决方法并调整计划，重新执行。

（六）适当调整计划

针对计划中出现的问题应该及时调整。试试其他的措施，如简化行动计划，给自己更多的时间来完成那些艰巨的任务，选出实现目标的新步骤，或寻求专家支持，获得建议和帮助。

（七）学会奖励自己

在计划实施过程中，及时奖励自己是非常必要的，不一定要等到达到目标时才给自己奖励，而要经常奖励自己。奖励是一种对自己的肯定，采用可以激励自己的方法肯定自己，不仅可以建立自信心，对于进一步的行动也有促进作用。

（杨洋）

第三章 饮食行为与健康

学习目标：
- 了解人体必需的营养素及能量。
- 了解合理营养与平衡膳食的基本原则。
- 熟悉中国居民膳食指南。
- 学会食谱计算的方法和评价方法。

民以食为天，食物是维持人体健康和生命的物质基础，是人类赖以生存的条件。但如何吃才对人有益处呢？饮食也有科学。早在两千多年前的《黄帝内经·素问》中就已经提出了"五谷为养、五果为助、五畜为益、五菜为充"的膳食结构模式，可以称得上是较早的古代朴素营养学说。然而作为一门科学，营养学在19世纪才开始飞速发展起来。人类分为不同的人种，不同的人种生理特点不一，饮食习惯也有很大的差异。我们的餐桌上食物种类繁多，为了促进健康，掌握食物营养的基本知识，明确合理的膳食制度尤为重要。

第一节 食物营养与营养素

食物是维持人体健康和生命的物质基础，人体需要不断从食物中获得营养以保持与外界环境的能量平衡和物质代谢的平衡。机体摄取、消化、吸收、代谢、利用食物中的有效成分以维持生命活动的整个过程称为营养（Nutrition）。食物中的有效成分叫作营养素（Nutrient）。

人体所需的营养素可概括为六大类：蛋白质、脂类、碳水化合物、维生素、矿物质（无机盐）与水，见图3-1。它们在体内共同完成供给机体能量、构成机体组织、调节机体代谢三方面的任务。不同营养素的营养功能各具特点，食物来源及人体对它们的需要量也各不相同。要保证合理营养，必须了解各种营养素的生理功能、食物来源、营养素需要量及供给量。

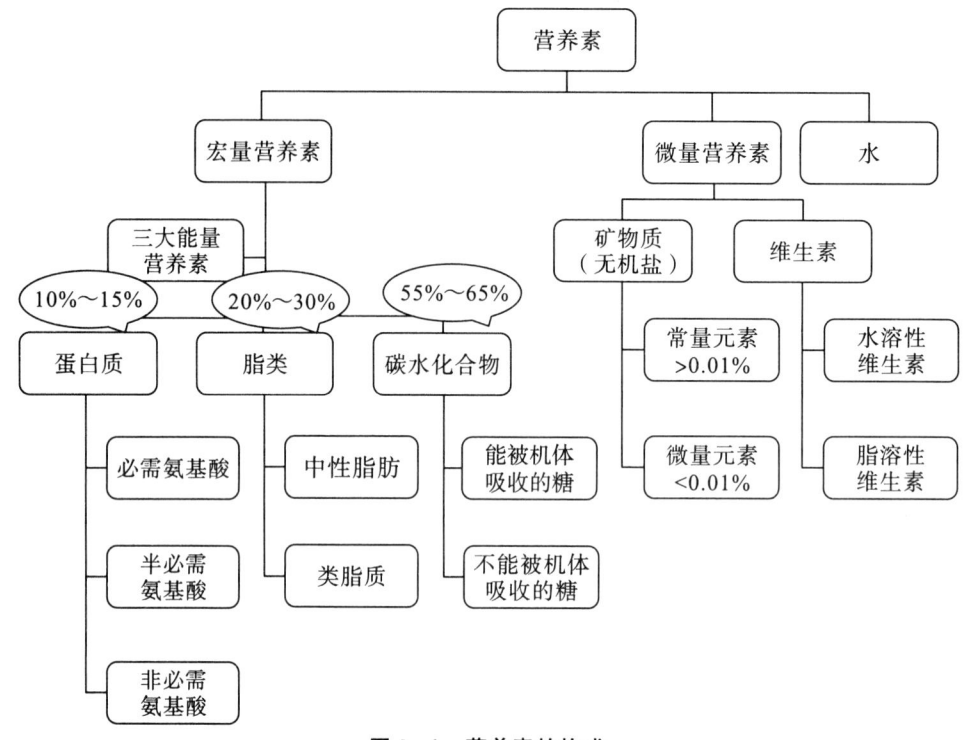

图 3-1 营养素的构成

一、蛋白质（Protein）

（一）生理功能

蛋白质是生命的存在形式和物质基础，没有蛋白质就没有生命。人体的蛋白质含量仅次于水，约占体重的 1/5，人体组织除脂肪与骨骼以外，其他组织的蛋白质含量比糖类和脂类都多。蛋白质是构成各种组织的主要有机成分。蛋白质还是机体生长、更新及修补的重要原料，对于生长发育期的儿童、青少年，处于特殊生理阶段的孕产妇以及疾病中和疾病恢复期的病人尤为重要。人体许多具有重要生物学功能的物质，如具有催化作用的酶、具有生理调节作用的激素、具有免疫保护作用的抗体补体、具有支架作用的胶原蛋白、运载氧气和二氧化碳的血红蛋白等，其化学本质均为蛋白质。此外，血液的凝固、视觉的形成、人体的运动等无一不与蛋白质有关。蛋白质也是机体三大供热营养素之一，是能量的供给来源。

构成人体蛋白质的氨基酸有 20 种，按照是否能在体内合成，分为必需氨基酸（Essential Amino Acid，EAA）和非必需氨基酸（Nonessential Amino Acid）。人体自身不能合成或合成速度远不适应机体需要，必须由食物供给的氨基酸称为必需氨基酸，包括异亮氨酸、亮氨酸、赖氨酸、蛋氨酸、苯丙氨酸、苏氨酸、色氨酸和缬氨酸，对于婴幼儿来说，组氨酸也是必需氨基酸。食物蛋白质中各种必需氨基酸的相互比值称为氨基酸模式（Amino Acid Pattern）。不同食物，其蛋白质的营养价值并不完全相同，这主要是由 8 种必需氨基酸的含量和比例所决定的。将某种食物蛋白质的氨基酸构成与人体所需要的氨基酸模式相比较，其中含量不足的某种或某几种必需氨基酸称为限制氨基酸（Limiting Amino Acid），含量最不足的称为第一限制氨基酸。将几种具有不同氨基酸组成特点的蛋白质食物混合食用，互相取长补短，可弥补某些必需氨基酸的不足，提高其在机体内的生物利用率（蛋白质被消化后真正被机体利用的程度），称为蛋白质的互补作用（Complementary Action）。如谷类的限制氨基酸为赖氨酸，而豆类和奶粉的限制氨基酸为蛋氨酸，混合食用后可起到互补作用。

（二）食物来源和供给量

蛋白质广泛存在于动物性食物和植物性食物中。动物性食物如鸡、鸭、鱼、肉、蛋、奶是良好的蛋白质来源，它们不但蛋白质含量丰富，而且含有人体全部必需氨基酸，其氨基酸模式与人体需要相近，属优质蛋白质。动物性食物中的蛋类、奶类蛋白质是天然食物中最理想的蛋白质，常用来作为评价其他食物蛋白质质量的参考标准，即通常所称的参考蛋白质（Reference Protein）。

植物性食物中大豆及其制品富含优质蛋白质且利用率较高，其余植物蛋白质利用率较低。粮谷类蛋白质由于缺乏赖氨酸，限制了营养价值。

人体的蛋白质在不断地分解与合成，组织细胞也在不断更新，但机体的蛋白质总量却以动态的形式维持不变。蛋白质的生理需要量一般是通过观察机体摄入氮与排泄氮的平衡状态（即氮平衡，Nitrogen Balance，NB）而确定的。氮平衡是指在一定时间内，摄入的氮等于排出的氮。成人每日排泄氮约3.5g，以蛋白质平均含氮16%计，约相当于蛋白质22g。儿童、孕妇、乳母以及疾病恢复期病人，其摄入氮必须大于排泄氮，使机体处于氮的正平衡状态。

蛋白质的供给量有质和量两方面的要求。在数量上，一般要求达到每公斤体重1~1.2g；在质量上，要求优质蛋白质摄入比例要大于1/3，对于老年人、儿童、病人等特殊人群，要求达到1/2。

知识扩展3-1

豆类营养特点

* 含35%~40%蛋白质，15%~20%脂肪，25%~30%碳水化合物。
* 含赖氨酸较多，是谷类食物理想的氨基酸互补食品。
* 是植物蛋白质中唯一能与动物蛋白质媲美的完全蛋白质，但蛋氨酸为其限制氨基酸。
* 大豆脂肪中含50%亚油酸，还具有较强的天然抗氧化能力，是营养价值很高的脂肪。
* 含有较丰富的钙、维生素B_1、维生素B_2。
* 豆芽含有丰富的维生素C，在新鲜蔬菜、水果缺乏时，是食物中良好的维生素C供给来源。
* 是解决世界人口蛋白质营养问题最可靠的蛋白质资源。
* 蛋白质的消化率低，如整粒熟大豆的消化率为65.3%，加工成豆浆为84.9%，但制成豆腐则高达92%~96%。生大豆中含有蛋白酶抑制剂，如抗胰蛋白酶因子，影响其消化吸收，需充分加热破坏之。

知识扩展 3-2

牛奶好还是豆浆好？

* 牛奶主要含乳糖，而全世界有 2/3 的人不吸收乳糖，在亚洲黄种人中有 70% 不吸收乳糖。

* 豆浆主要含寡糖，100% 能被吸收，而且豆浆里还含有钾、钙、镁等，钙的含量比牛奶多。

* 牛奶里没有抗癌物质，而豆浆里有 5 种抗癌物质。

* "牛奶+豆浆"是比较理想的补充蛋白质的方法。

* 肾功能较差的人忌食豆浆。

（三）蛋白质缺乏

蛋白质-能量营养不良是一种因缺乏能量和（或）蛋白质而引起的营养缺乏病。其根据临床表现可分为两型：①若蛋白质摄入严重不足，导致蛋白质恶性营养不良症（Kwashiorkor），主要表现为水肿；②若蛋白质和热能同时严重缺乏，导致干瘦型营养不良（Marasmus），主要表现为消瘦。

知识扩展 3-3

蛋白质是不是摄入越多越好？

摄入蛋白质过多的危害：

* 过多蛋白质的摄入，造成含硫基氨基酸的摄入过多，可加速骨骼中钙的丢失，易产生骨质疏松。

* 蛋白质的酸性代谢产物会增加肝肾负担，造成肝肾肥大并使人容易疲劳。

* 大量的蛋白质会导致机体脱水、脱钙、痛风。高蛋白对水和无机盐代谢不利，可能引起泌尿结石或储存为脂肪。

二、脂类

（一）生理功能

脂类（Lipids）包括中性脂肪和类脂质，前者为甘油三酯，后者包括磷脂、糖脂、固醇等，它们在膳食中的重要性以及可能引起的问题已越来越为人们所重视。脂类的生理功能包括：

1. 储存能量，随时供给能量：中性脂肪是食物中产生热能效率最高的一种营养素，每克脂肪可产生 9kcal 热能，人体每日所需热能 20%～25% 来自脂肪。体内脂肪细胞储存脂肪有两个特点：一是脂肪细胞可以不断地储存脂肪，至今尚未发现其吸收脂肪的上限，所以人体可因不断地摄入过多的能量而不断积累脂肪，导致越来越胖；二是人体不能利用脂肪酸分解的含 2 碳的化合物合成葡萄糖，所以脂肪不能直接给脑和神经细胞以及血细胞提供能量。

2. 为机体提供脂溶性维生素：食物脂肪除本身含有一定量的脂溶性维生素外，还是脂溶性维生素在肠道吸收必不可少的载体。

3. 为机体提供必需脂肪酸（Essential Fatty Acid，EFA）：必需脂肪酸是指机体生理需要，体内不能合成，必须由食物供给的多不饱和脂肪酸，包括亚油酸（C18：2）、亚麻酸（C18：3）、花生四烯酸（C20：4）。严格说来，只有亚油酸属于必需脂肪酸，亚麻酸、花生四烯酸虽然在体内具有必需脂肪酸活性，但它们可由亚油酸转变而成，在亚油酸供给充裕时这两种脂肪酸不致缺乏。

必需脂肪酸的功能：①是细胞组织的组成成分，对线粒体和细胞膜的结构特别重要；在体内参与磷脂合成，并以磷脂形式出现在线粒体和细胞膜中。②是合成前列腺素的前体。③与胆固醇的代谢有关。④对于X射线引起的一些皮肤损伤，必需脂肪酸有保护作用。

知识扩展3-4

饱和脂肪酸和不饱和脂肪酸对健康的影响

* 不饱和脂肪酸主要包括单不饱和脂肪酸和多不饱和脂肪酸，它们对人体健康有很大益处。人体所需的必需脂肪酸就是多不饱和脂肪酸，可以合成二十二碳六烯酸（DHA）、二十碳五烯酸（EPA）、花生四烯酸（AA），它们在体内具有降血脂、改善血液循环、抑制血小板凝集、阻抑动脉粥样硬化斑块和血栓形成等功效。DHA亦可提高儿童的学习技能，增强记忆。单不饱和脂肪酸可以降低血胆固醇、甘油三酯和LDL-C。不饱和脂肪酸虽然益处很多，但易产生脂质过氧化反应，因而产生自由基和活性氧等物质，对细胞和组织可造成一定的损伤。

* 饱和脂肪酸摄入量过高是导致血胆固醇、甘油三酯、LDL-C升高的主要原因，继发引起动脉管腔狭窄，形成动脉粥样硬化，增加患冠心病的风险。

4. 类脂质是组成机体细胞特定结构并赋予细胞特定生理功能必不可少的物质。如磷脂、糖脂是细胞膜的结构成分，固醇类则是合成具有重要生理活性的各种固醇类激素的前体。

5. 食物中的脂肪还具有改善食物感官性状、增加饱腹感和食物美味等功能。

（二）食物来源和供给量

除烹调油外，动物性食物和坚果类食品中脂肪含量丰富，蛋黄、脑髓、心、肝、肾、大豆、蘑菇、核桃等含有丰富的磷脂，肉类、脑、内脏、蛋黄及奶油含有较高的胆固醇。

知识扩展3-5

植物油好还是动物油好？

* 一般说来，植物油的消化率、脂溶性维生素及必需脂肪酸的含量均较动物油高，营养价值相对较高，但动物油中的鱼油、禽油例外。

* 动物油相对含饱和脂肪酸较多，而多不饱和脂肪酸含量较少，但鱼油、禽油例外。植物油主要含不饱和脂肪酸，但花生油例外。

* 近年来，人们发现有些海产鱼油中含有高量的二十碳五烯酸和二十二碳六烯酸。这两种脂肪酸具有扩张血管、降低血脂、抑制血小板凝集、降血压等作用，有利于脑血栓、心肌梗死、高血压等的防治。

一般认为，如果热能摄入量适宜，脂肪所供热量占每日总热量的20%～25%为适宜。为避免必需脂肪酸缺乏，必需脂肪酸供热应占总热量的2%以上。

（三）脂肪摄入过多与不足的危害

随着人民生活水平的提高，脂肪摄入量有增高趋势，部分城市居民每日脂肪摄入能量已达总能量的30%。过量的脂肪不但可导致肥胖，还可以使血脂升高，导致动脉粥样硬化，还可能与糖尿病、肠癌、乳腺癌、胆石的发病有关。但是缺少脂肪可能影响脂溶性维生素的吸收，减少饱腹感，缺乏必需脂肪酸会引起皮肤湿疹样病变、脱发、婴儿生长发育迟缓等。

> 知识扩展3-6
>
> **胆固醇对健康的影响**
>
> * 胆固醇是细胞膜的重要成分，也是人体内许多重要活性物质的合成材料。
>
> * 胆固醇主要来自人体自身的合成，食物中的胆固醇是次要补充。每人每日从食物中摄取胆固醇200mg，即可满足身体需要。200mg大约相当于1个鸡蛋中的胆固醇含量或3~4个鸡蛋的胆固醇吸收量。
>
> * 胆固醇水平过低，会使细胞膜稳定性和弹性降低，致使血管壁脆性增加。此外，胆固醇也是体内合成类固醇激素的重要原料，不足会导致机体应急反应和免疫功能减弱。
>
> * 胆固醇过高，会导致动脉粥样硬化，引起高血压、冠心病等心脑血管疾病。
>
> * 胆固醇高的食物有猪脑、动物内脏、鱿鱼、鸡蛋蛋黄、贝壳类以及动物油脂。

> 知识扩展3-7
>
> **反式脂肪酸对健康的影响**
>
> * 反式脂肪酸是对植物油进行氢化改性过程中产生的一种不饱和脂肪酸。这种加工可防止油脂变质，改变风味。
>
> * 反式脂肪酸有天然存在和人工制造两种情况。牛奶中反式脂肪酸占脂肪酸总量的4%～9%，人乳中反式脂肪酸占2%～6%。
>
> * 一般来说，口感很香、脆、滑的多油食物就可能使用了部分氢化植物油，如饼干、巧克力派、布丁蛋糕、糖果、冰激凌等。还有速食店和西式快餐店的食物也常常使用氢化油脂。现制现售的奶茶尤其要注意，因为它"乳化""滑润"的状态特性需要氢化植物油。
>
> * 对健康的危害：形成血栓、影响发育、影响生育、降低记忆力、导致肥胖、引发冠心病。
>
> * 每天摄入反式脂肪酸不应超过2.2g，摄入量应少于每日总能量的1%。

三、碳水化合物

碳水化合物（Carbohydrates）是自然界的一大类物质，也是食物中的主要成分，由碳、氢、氧三种元素组成。其中氢原子和氧原子的比例与水相同，故名碳水化合物。

(一)生理功能

食物中的碳水化合物按其生理功能可分为两类：一类是能被机体消化吸收的，包括淀粉、蔗糖、果糖、葡萄糖、乳糖等；另一类是不能被机体消化吸收的，即膳食纤维（Dietary Fiber，DF），包括纤维素、半纤维素、果胶、木质素等。

能被机体吸收的碳水化合物在体内的生理功能主要是供给能量，它们是世界上大多数人从膳食中获取热能最经济、最主要的来源，其供能迅速而完全，代谢的中间产物及最终产物对人体无害，因此，在总热能中所占比例最大，常被作为主食。此外，碳水化合物摄入不足会引起脂肪分解，甚至引起酸中毒（酮体蓄积）。因此，由于碳水化合物的供能减少了蛋白质、脂肪作为能量来源的消耗，碳水化合物还具有节约蛋白质和抗生酮作用。

碳水化合物还是构成机体的重要物质，参与维持生命的代谢过程，如糖脂、糖蛋白参与细胞膜的构成，黏蛋白参与结缔组织的构成，核糖及脱氧核糖则是核酸的重要组成部分，肝糖原与机体的解毒功能有关。

膳食纤维是指不能被人胃肠道中消化酶所消化且不能被人体吸收利用的多糖，主要来自植物细胞壁的复合碳水化合物，包括纤维素、半纤维素、果胶及木质素等。它们虽然不能为人体所消化吸收，却在消化道内发挥重要的生理功能。研究表明：膳食纤维能调节肠道功能，促进排便，从而减少肠道疾病如便秘、结肠炎、肠肿瘤等的发病；膳食纤维还能影响机体脂质代谢，它能通过结合肠道中的胆汁酸和胆固醇，加速它们的排泄而降低血清和组织中的胆固醇含量，从而有利于防止动脉粥样硬化的发生；膳食纤维还能调节血糖代谢，降低餐后血糖高峰和24小时血糖总量，有预防和治疗糖尿病的功能；膳食纤维还可通过自身的食物充填及阻隔作用减少热量的摄入和吸收，从而达到预防和治疗肥胖症的目的；膳食纤维可在结肠发酵，促进肠道有益菌群的生长，降低肠道疾病的发生风险。除上所述，膳食纤维还能吸附某些食品添加剂、农药、洗涤剂等化学物质，对健康有利。

知识扩展 3-8

是不是膳食纤维摄入越多越好？为什么？

＊过多的膳食纤维会引起腹胀、排便次数增多且量大。

＊长期过量摄入膳食纤维可使钙、铁、镁、锌等随粪便排出量增加，从而引起矿物质缺乏。

＊还可导致脂溶性维生素吸收障碍。

＊膳食纤维有益也并不等于饮食要越粗越好。所以吃韭菜、芹菜应选择鲜嫩的，而且要拔去老丝，吃蚕豆要剥皮，吃豆和玉米要充分煮熟。

＊人在胃肠道异常的情况下，不宜强调膳食纤维的摄入。例如：腹泻病人应首先选择易消化的食物，因为膳食纤维摄入过多会加快胃肠蠕动，使病情加重。

(二)食物来源和供给量

碳水化合物的主要食物来源是粮谷类、薯类及根茎类，如大米、面粉、玉米、土豆、红薯等，它们主要给机体提供淀粉类多糖。蔬菜和水果是膳食纤维的主要来源。各种糖果、甜食则是单糖、双糖的主要来源，这部分精制糖吸收快，易导致体内血糖的突然升高，过多食用对健康不利。因此，膳食中碳水化合物的供给应以淀粉类多糖为主（80%左右），尽量避免摄入过多的单糖、双糖；同时，鉴于膳食纤维的诸多保健功能，应保证一定的摄入量。

碳水化合物的供给量应与脂肪供给量联系考虑，二者共同承担除蛋白质供能（10%~14%）外的 86%~90% 的能量供给。一般认为，碳水化合物供能占总热量的 50%~65% 是适宜的。超过机体需要的过多碳水化合物将在体内转变为脂肪储存，长期过量的摄入势必造成肥胖。但同时，与蛋白质和脂肪相比，碳水化合物在人体中的储备量较少，而人体每日所消耗的碳水化合物量比体内储备量大得多，因此必须保证经常由食物供给。

四、热能

人类的一切生命活动和生产劳动都需要热能，人体所需要的热能都来自食物中的产热营养素。热能的单位我国沿用千卡（kcal），目前国际上通用的是千焦耳（kJ）。1kcal=4.184kJ，1kJ=0.239kcal，1MJ=1000kJ=239kcal。每克产能营养素在体内氧化产生的能量值称为能量系数（Energy Coefficient）。蛋白质、脂肪、碳水化合物在体内完全氧化产生的净能量系数分别是 16.8kJ（4kcal），37.6kJ（9kcal）和 16.8kJ（4kcal）。

（一）人体的能量需要

热能的供给量应与消耗量相平衡。人体热能的消耗主要在于维持基础代谢、身体活动和食物热效应三方面。婴幼儿、儿童、青少年、孕妇、乳母及恢复期患者需要额外增加能量。

基础代谢能量是清醒、空腹、安静的状态下维持体温和器官活动等基本生命活动所需要的最低能量。基础代谢的水平用基础代谢率来表示，指单位时间内人体基础代谢所消耗的能量。基础代谢率受体型、年龄、性别、内分泌、应激状态、气候、种族、睡眠和情绪等因素影响。

除基础代谢外，各种身体活动消耗的能量是构成人体总能量消耗的重要部分。劳动、运动所消耗的能量与其强度、持续时间等有关。

人体在摄食过程中，由于要对食物中的营养素进行消化、吸收、代谢、转化等，需要额外消耗能量，同时引起体温升高和热量散发，这种因摄食而引起的额外能量消耗称为食物热效应，与食物成分、进食量和进食频率有关。三种产热营养素在摄取过程中所消耗的能量是不同的，一般来说，含蛋白质丰富的食物最高，约占其所产生能量的 10%，其次是富含碳水化合物的食物（占 5%~6%），最后才是含脂肪的食物（约为 4%）。混合型食物其食物热效应占其总能量的 10%，吃得越多，能量消耗也越多。吃得快比吃得慢食物热效应高，吃得快时，中枢神经系统更活跃，激素和酶的分泌速度快、量更多，吸收和储存的速度快，其能量消耗也相对更多。

(二)食物来源

富含蛋白质、脂肪、碳水化合物的食物均可供给机体能量。每天摄入和消耗的能量应保持平衡。考虑到不同年龄、性别、劳动强度和特殊生理状态等因素,人群摄入能量的推荐标准是不一样的。在《中国居民膳食营养素参考摄入量(2013版)》(DRIs)中,成人膳食能量的推荐摄入量(RNI)为:轻体力劳动男性,9.41MJ/d(2250kcal/d);女性,7.53MJ/d(1800kcal/d)。

五、维生素

维生素(Vitamin)是维持机体正常物质代谢和生理功能所必需的一类低分子有机化合物。机体对它们的生理需要量很小,常以 mg 或 μg 计,但却不能自身合成或合成量不能满足需要,必须由食物供给。根据其溶解性,维生素可分为脂溶性维生素和水溶性维生素两大类。脂溶性维生素目前发现有四种:维生素 A、维生素 D、维生素 E、维生素 K。它们在体内的排泄率低,过量摄入可在体内蓄积引起中毒。水溶性维生素有 B 族维生素和维生素 C,它们的排泄率高,在体内无过多储存,当机体达到饱和时就大量从尿中排出,所以一般不会中毒,但需注意经常由食物补充。根据水溶性维生素体内排泄率高的特点,给受试者服用负荷剂量的水溶性维生素,观察一定时间内尿中该维生素的排泄量,若机体组织该维生素含量充裕,必然大量从尿中排出,反之则给予的维生素大量被组织取用,尿中排出量低,据此可判断机体该维生素的营养水平,此称为负荷试验。这是营养调查中常用的评价机体水溶性维生素营养水平的手段。

(一)维生素 A

1. 生理功能。

维生素 A 也称为视黄醇。其生理功能为维护上皮细胞的正常结构和功能,增加对感染的抵抗力,参与视网膜内视紫质的合成与再生,以维持正常的暗视觉,促进生长发育,影响生殖功能。

植物性食物来源的 β 胡萝卜素及其他类胡萝卜素在体内转化形成维生素 A,称为维生素 A 原。胡萝卜素中维生素 A 生物活性最高的是 β 胡萝卜素。就生理活性而言,β 胡萝卜素相当于维生素 A 的 1/6。近代研究表明,胡萝卜素具有抗氧化功能,是体内重要的小分子自由基清除剂。

2. 食物来源与供给量。

维生素 A 来自动物性食物,主要是动物肝脏、禽蛋、鱼肝油、鱼卵、牛奶等;胡萝卜素来自植物性食物,它富含于有色的蔬菜、水果中,与植物的橙、黄、绿等色素共存,蔬菜、水果的颜色越深,胡萝卜素含量越高。由于胡萝卜素的吸收利用率不稳定,因此建议总供给量中至少应有 1/3 来自动物性食物的维生素 A。

多次膳食调查结果表明,我国居民维生素 A 摄入量不足,且其绝大多数由植物性食物中的胡萝卜素提供,质量较差。建议通过增加动物性食物,尤其是蛋奶类食物及动物肝脏的摄入加以改善。

由于食物中维生素 A 的供给来自维生素 A 和胡萝卜素两方面,为综合考虑两种来

源,方便计算,特提出了视黄醇当量(Retinol Equivalent,RE)的概念:

视黄醇当量(μg)=维生素 A(IU)×0.3+β胡萝卜素(μg)×1/6

我国推荐的维生素 A 每日供给量成人为 $800\mu g RE$。

3. 缺乏与过量。

维生素 A 缺乏时可导致夜间视力减退,暗适应时间延长,严重者可导致夜盲症;结膜干燥角化可导致眼干燥症、角膜皱褶和毕脱斑,进一步可导致角膜软化、溃疡、穿孔,严重者可致失明;还可引起皮肤干燥、粗糙、棘状丘疹,即毛囊角化过度;在呼吸道、消化道表现为局部抵抗力下降,反复感染;儿童缺乏可引起生长发育迟缓、易感染、免疫功能低下等。而摄入大剂量维生素 A 可引起急性、慢性和致畸毒性。大量摄入类胡萝卜素可出现高胡萝卜素血症。

(二)维生素 D

1. 生理功能。

维生素 D 包括维生素 D_2(麦角钙化醇)与维生素 D_3(胆钙化醇),前者是植物中麦角固醇经紫外线照射后转变而来,后者是动物皮肤中 7-脱氢胆固醇经紫外光照射后的产物。吸收后的维生素 D 在肝脏被氧化为 25-羟胆钙化醇,再于肾脏中转化为 1,25-二羟胆钙化醇后方有生理活性。其主要生理功能是促进钙磷吸收,调节钙磷代谢,促进骨骼和牙齿的生长。

2. 食物来源和供给量。

含维生素 D 丰富的食物有鱼肝油、动物肝脏、蛋黄等。奶类维生素 D 含量不高,故以奶类为主食的婴儿应及时补充鱼肝油,但切忌过量。

推荐的每日膳食中维生素 D 供给量:成人 $5\mu g$,儿童、孕妇、乳母 $10\mu g$。临床上习惯用国际单位(IU)表示维生素 D 数量,$1\mu g=40IU$。

3. 缺乏与过量。

缺乏维生素 D 在儿童导致佝偻病,在成人导致骨质软化病,在老年人导致骨质疏松。佝偻病因骨骼的软骨连接处及骨骼部位增大,临床上可见到方颅、肋骨串珠、鸡胸。由于骨质软化病,承受较大压力的骨骼部分会发生弯曲变形,如脊柱弯曲、下肢弯曲,还可发生囟门闭合迟缓,在胸腹之间形成哈里逊沟。若成人缺乏维生素 D,可使成熟的骨骼脱钙而发生骨质软化病和骨质疏松,妊娠与哺乳妇女最易发生,好发部位为骨盆与下肢,再逐渐波及脊柱和其他部位。维生素 D 为脂溶性维生素,大量摄入可引起维生素 D 中毒。由于体内维生素 D 反馈作用失调,肠吸收钙与磷增加,血钙浓度过高,降钙素调节使血钙沉积于骨与其他器官组织,影响其功能。如钙盐沉积于肾脏可导致肾小管坏死和肾钙化,严重时可发生肾萎缩、慢性肾功能损害;钙盐沉积于小支气管与肺泡,损坏呼吸道上皮细胞引起溃疡或钙化灶;如在神经系统,心血管等重要器官组织出现较多钙化灶,可产生不可逆的严重损害。孕早期维生素 D 中毒可导致胎儿畸形。

(三) 维生素 B_1

1. 生理功能。

维生素 B_1 也称为硫胺素,以焦磷酸硫胺素(TPP)的形式参与体内物质代谢和能量代谢。TPP 是脱羧辅酶的主要成分,参与丙酮酸的氧化脱羧,是碳水化合物代谢所必需的,可抑制胆碱酯酶活性,维护肠道的正常蠕动。

2. 食物来源和供给量。

硫胺素广泛存在于天然食物中,主要食物来源为粮谷类、豆类、酵母、干果、动物内脏等。我国人民以粮谷类为主食,一般不会发生硫胺素的摄入缺乏,但需注意其在烹调加工过程中的损失,如粮谷类加工精度过高、过度淘洗、烹调加碱、高温油炸等均可使硫胺素损失过半,应避免。成人膳食维生素 B_1 的推荐标准:男性为 1.4mg/d,女性为 1.2mg/d。

3. 缺乏与过量。

硫胺素缺乏时,机体能量代谢障碍,丙酮酸、乳酸堆积,神经组织能源缺乏,导致一系列神经肌肉系统的症状(脚气病)。硫胺素过量中毒很少见。

(四) 维生素 B_2

1. 生理功能。

维生素 B_2 又称为核黄素。核黄素是人体许多重要辅酶的组成成分,在组织中经磷酸化可形成黄素单核苷酸(FMN)及黄素腺嘌呤二核苷酸(FAD),二者是黄素酶的辅酶,是组织呼吸过程中不可缺少的。

2. 食物来源和供给量。

核黄素的主要食物来源为动物性食物,尤其是动物的心、肝、肾等内脏,其次为蛋、奶。某些野菜、绿色蔬菜、豆类中也有一定含量。粮谷类中除小米外含量均较低。从人体需要考虑,核黄素在膳食中不如其他营养素丰富。多次营养调查发现,核黄素是我国人民膳食中最易缺乏的维生素,究其原因仍是我国人民膳食以植物性食物为主,动物性食物摄入量过少,应注意补充。推荐的核黄素供给量与硫胺素相同,男性为 1.4mg/d,女性为 1.2mg/d。

3. 缺乏与过量。

核黄素缺乏时在人类主要表现为眼、口腔、生殖器官、皮肤的非特异性炎症,可导致口角炎、唇炎、舌炎、脂溢性皮炎、睑缘炎、角膜炎、阴囊皮炎等症(口腔-生殖综合征)(Orogenital Syndrome)。核黄素长期缺乏会影响铁在体内的吸收利用,严重者可导致贫血。一般来说,核黄素不会引起过量中毒。

(五) 维生素 C

1. 生理功能。

维生素 C 又名抗坏血酸。抗坏血酸不但是一种较强的有机酸,还是一种很强的还原剂,参与机体羟化反应,这些特性是其许多生理功能的化学基础。维生素 C 在体内有多种功能:抗氧化作用;促进铁的吸收和储存;促进胶原蛋白的合成;促进胆固醇代谢;参与神经递质的合成;具有解毒作用,并能阻断某些致癌物如亚硝胺在体内合成,防治癌症。

2. 食物来源和供给量。

维生素 C 最好的食物来源为新鲜蔬菜和水果，如青菜、生菜、菠菜、韭菜、青椒、花菜、西红柿等蔬菜，以及柑橘、柠檬、鲜枣、柚子、草莓等水果。叶菜类比根茎类含量多，酸味水果比无酸味水果含量多。某些野菜野果，如苋菜、苜蓿、酸枣、刺梨、猕猴桃、山楂等含量尤其丰富。谷类和干豆类不含维生素 C，但豆芽含维生素 C 较多。

植物组织自身含有多种氧化酶，在植物储存过程中能催化维生素 C 的氧化破坏，故食用蔬菜和水果应尽量保证新鲜。维生素 C 对热、氧、光、碱极不稳定，也易随水流失，因此建议蔬菜和水果能生食者尽量生食，烹调加工时应先洗后切，并尽量减少烹调加热的时间和温度。

如仅为预防坏血病，成人每日摄入维生素 C 10mg 即可。为保证一定的体内储备，并考虑到维生素 C 具有多种生理功能，而且极易遭受破坏，同时结合我国居民膳食维生素 C 的实际摄入状况，我国推荐的维生素 C 的供给量为成人 100mg/d。

3. 缺乏与过量。

膳食中长期缺乏维生素 C，可导致毛细血管脆性增加、牙龈肿胀出血、骨质钙化不良、伤口愈合减慢等。典型的缺乏症为坏血病。尽管维生素 C 的毒性很小，但服用过量可产生一些不良反应。

（六）叶酸

1. 生理功能。

叶酸是 B 族维生素中的一种，是一碳单位转移所必需的，通过一碳单位转移，可以合成很多重要的生物分子，如蛋氨酸、组氨酸、胸腺嘧啶、某些嘌呤及核苷酸等，因而它与 DNA、RNA 及蛋白质的合成有关。而 DNA、RNA 的合成又是细胞增殖、组织生长和机体发育的物质基础。叶酸还是骨髓红细胞、白细胞形成和成熟所必需的。

2. 食物来源和供给量。

叶酸广泛存在于动植物食物中，含量丰富的食物有肝脏、肾脏、蛋、鱼、绿叶蔬菜、坚果类、大豆类等。但食物中的叶酸在储存和烹调中损失很大。

叶酸推荐摄入量以膳食叶酸当量（DFE）表示，成人为 $400\mu g$ DFE/d，孕妇为 $600\mu g$ DFE/d，乳母为 $550\mu g$ DFE/d。

3. 缺乏与过量。

人体缺乏叶酸，可发生巨幼红细胞贫血、舌炎及胃肠道紊乱。叶酸与神经管畸形有关。妇女在孕前 3 个月至孕早期 3 个月补充叶酸，可以有效预防神经管畸形的发生。此外，叶酸缺乏还可引起蛋氨酸代谢障碍，导致高同型半胱氨酸血症。

六、矿物质与微量元素

体内各种元素，除碳、氢、氧、氮主要以有机化合物形式存在外，其余元素无论含量多少统称为矿物质。营养素按人体需要的多少，分为宏量营养素与微量营养素。宏量营养素指摄入量较大的碳水化合物、脂肪和蛋白质，比如一个从事轻体力劳动的成年男子一日需要蛋白质 75g；微量营养素指需要量较小的营养素，一般指矿物质、维生素。

凡在人体内总重量大于体重的0.01%的矿物质，称为常量元素，如钾、钠、钙、镁、磷、硫、氯；占体重的0.01%以下者称为微量元素，目前公认的人体必需微量元素有8种：铁、锌、铜、碘、硒、钴、钼、铬。微量元素具有明显的"双重效应"，即摄入不足或缺乏可引起相应疾病，摄入过量亦可能产生急、慢性毒副作用。

(一) 钙（Calcium）

1. 生理功能。

钙是人体含量最多的无机元素，人体含钙量出生时是28g，成熟期为1000~1200g，占人体的1.5%~2%。其中99%集中于骨骼和牙齿，其余1%，有一半与柠檬酸螯合或与蛋白质结合，另一半则以离子状态存在于软组织、细胞外液和血液中，这部分钙与骨骼钙维持着动态平衡，是维持体内细胞正常生理状态所必需的。体内最重要的钙有骨钙和血钙。

钙是构成骨骼和牙齿的主要成分，维持神经细胞和肌肉细胞正常的兴奋性，维持细胞膜正常的通透性，参与凝血过程。

2. 食物来源和供给量。

在选择供钙食物时，不能单纯考虑钙的绝对含量，还需同时考虑其吸收率。钙的良好食物来源为奶及奶制品和豆及豆制品。奶及奶制品不仅含钙丰富，而且吸收率高，是最理想的钙来源。豆及豆制品含钙也较高，是目前我国人民膳食钙的主要来源。蔬菜及油料种子含钙也较高，但吸收率较低。小虾皮、芝麻酱、发菜、海带等含钙亦很丰富，但日食入量很小。儿童、孕妇、乳母可食用骨粉、钙片等含钙制剂补充钙。

钙的每日供给量：成年男女为800mg，孕妇、乳母为1000~1500mg。我国居民膳食提供的钙普遍偏低，再加上植物性食物摄入量大，干扰吸收的物质多，所以人群缺钙现象较普遍，尤其是婴幼儿、孕妇、乳母、老年人等特殊人群。维生素D、乳糖、氨基酸能促进钙的吸收

3. 缺乏与过量。

钙缺乏，在婴幼儿导致佝偻病，在成人导致骨质软化病和骨质疏松。总钙摄入量达到或超过每天2000mg很可能发生副作用，如使肾结石和软组织钙化的危险性增加，使铁、镁、锌等吸收利用降低等，还可引起乳碱综合征。

知识扩展3-9

骨头汤可以补钙吗?

骨头含钙确实多，全身99%的钙在骨头中，但这种有机钙不溶于水，因此汤里含钙微量，吸收差。骨头汤主要含脂肪，动物脂肪为饱和脂肪酸，营养较差，且污染的重金属铅、铝、镉等进入体内首先沉着在骨髓，因此常喝骨头汤受到这种不良影响的概率大。

知识扩展 3-10

为什么每天都在吃着含钙的食物，如豆类、奶制品、水产品、壳类、骨类等，身体还会缺钙呢？

* 钙不易吸收（钙盐）：食物中钙的吸收率只有 20%～30%，其主要原因是膳食中存在着植酸、草酸、脂肪酸、膳食纤维等不利于钙吸收的因素，它们能与钙结合形成不溶性化合物，妨碍钙的吸收。植酸是存在于粮谷类外壳中的一种有机酸，草酸主要存在于某些蔬菜如菠菜、苋菜、蕹菜等中，膳食纤维则是植物细胞壁的成分。

* 最好是在饭前一小时空腹补钙。常吃含钙高的食物，如奶、豆制品、虾皮等。维生素 C 促进钙吸收，把含钙高的食物与维生素 C 一起服用，生物利用度增强 12%。脐橙、柚子、橘子、芦柑、柠檬含大量的维生素 C。维生素 D 可促进钙的吸收，多晒太阳，吃肝类、鱼肝油。

* 磷多丢失钙：钙磷比例失衡是导致人们缺钙的元凶。正常情况下，人体内的钙磷比例是 2∶1。然而，现实生活中，人们过多地摄入碳酸饮料、咖啡、汉堡包、比萨饼、炸薯条等大量含磷的食物，使钙磷比例高达 1∶（10～20），这样，饮食中过多的磷会把体内的钙"赶"出体外。

* 大鱼大肉"吃"掉钙：高蛋白饮食是引起骨质疏松的原因所在。实验显示：每天摄入 240g 的蛋白质，额外补充 1400mg 的钙，将导致 137mg 的钙流失。过量摄入大鱼大肉而不注意酸碱平衡，将导致钙的大量流失。

* 补钙捷径——少吃盐：盐的摄入量越多，尿中钙的排出量越多，而且盐的摄入量越多，钙的吸收越差。WHO 推荐的标准：每日吃盐量<6g。

* 影响钙吸收的因素：在补钙的同时，摄入过多的含植酸、草酸、鞣酸的食物（例如菠菜、茶叶、香蕉等）和含脂肪酸的食物（主要指猪油和肥肉），会减少钙的吸收。

（二）铁（Ferrium）

1. 生理功能。

铁的主要生理功能是构成血红蛋白和肌红蛋白，参与体内氧气及二氧化碳的转运和交换。铁也是细胞色素氧化酶、过氧化物酶、过氧化氢酶等的组成成分，在组织呼吸、生物氧化过程中作为电子载体起重要作用。

2. 食物来源和供给量。

物中铁的良好来源为动物肝脏、动物全血、畜禽瘦肉、鱼类等。某些蔬菜如香菇、木耳、海带等含铁也较丰富，但吸收率低，与肉类食物和维生素 C 同食可提高其吸收率。蛋类含铁虽多，但因与卵黄磷蛋白结合而吸收率不高。奶类属贫铁食物，故对婴儿应及时增加含铁丰富的辅食，防止缺铁性贫血发生。粮谷类含铁不高且吸收率低，如小麦中铁的吸收率为 5%，大米为 1%，玉米为 3%。

我国推荐的膳食铁的供给量：成年男子为 12mg/d，成年女子为 20mg/d。

3. 缺乏与过量。

机体长期缺铁将导致缺铁性贫血，这是目前全世界常见的营养缺乏病之一。服用大剂量治疗铁可发生明显的急性铁中毒，表现为呕吐和血性腹泻、凝血不良、代谢性酸中毒、休克等。慢性铁中毒表现为器官纤维化。

> 知识扩展 3-11
>
> **缺铁性贫血发病率高的原因**
>
> 多次营养调查表明，我国人民膳食中铁的摄入量并不低，但缺铁性贫血发病率仍很高，究其原因主要是摄入铁的质量低下，吸收率太低。食物中铁的吸收受两方面因素的影响：一为体内铁的需要量和储存量，二为铁在食物中的存在形式。肠黏膜中的脱铁蛋白饱和度调节铁的吸收，铁的储备量少或需要量增高时，脱铁蛋白饱和度下降，铁的吸收增高，反之则降低。铁在食物中的存在形式有两种，即血色素铁和非血色素铁。前者存在于动物的血红蛋白和肌红蛋白中，它能以卟啉铁的形式直接被肠黏膜吸收，不受膳食因素影响，吸收率较高。后者以$Fe(OH)_3$络合物的形式存在于植物性食物中，它必须先从络合物中分离再被还原为二价铁才能被吸收。此过程受膳食中很多因素的影响，粮食和蔬菜中的植酸盐、草酸盐以及存在于茶叶和咖啡中的多酚类物质均可影响其吸收，机体胃酸缺乏不利于铁离子的释放，也阻碍其吸收，故吸收率很低，维生素C、某些单糖、有机酸以及动物肉类有促进其吸收的作用。我国人民膳食中铁主要来自吸收率很低的植物性食物，故易造成缺乏，尤其在婴幼儿、孕妇、老年人等特殊人群。改进的途径是增加动物性铁的摄入比例。

（三）锌（Zinc）

锌是体内许多酶的组成成分或激活剂，在组织呼吸、蛋白质合成、核酸代谢中起重要作用，为正常生长发育和组织再生所必需。锌还与食欲和味觉的维持、生殖器官的正常发育、免疫功能的正常发挥等有关。人体锌缺乏可表现为食欲不振、生长停滞、自发性味觉减退、创伤愈合不良及肢端皮炎等。

我国推荐的锌供给量为每日 15mg。动物性食物是锌的可靠来源，牡蛎含锌量最高，其他贝类、鱼虾、肝脏、瘦肉、蛋黄等均含锌丰富且吸收率高。植物性食物一般含锌较低，吸收也差。

（四）碘（Iodine）

碘的主要生理功能是参与甲状腺素的合成，从而调节人体物质代谢，促进生长发育。碘缺乏在成人可引起甲状腺肿，在胎儿和新生儿可引起呆小病。碘缺乏常具地区性特点（地方性甲状腺肿）。

我国推荐膳食中碘的供给量为每日 $150\mu g$。海产品是最好的、最丰富的食物来源，如海鱼、海虾、海贝、海带、紫菜等。植物的碘含量取决于土壤的碘含量。远离海洋的内陆地区土壤中含碘较少，故食物含碘也低，导致甲状腺肿大。碘不足的地区可用加碘食盐或加碘食油补充碘。

（五）硒（Selenium）

硒的生理功能主要是以谷胱甘肽过氧化物酶的形式发挥抗氧化作用，以保护细胞膜结构和功能的完整，维生素 E 可协同。在我国已证实硒缺乏是引起克山病的一个重要病因。硒对重金属有解毒作用，还有促进生长、保护视觉器官、抗肿瘤等作用。

我国推荐硒的供给量为每日 50μg。肝、肾、海产品及肉类为硒的良好来源，谷类含硒量随该地区土壤含硒量不同而异。

第二节　健康的饮食方式

一、各类食物的营养价值

食物是供给人体热能和各种营养素的物质基础。各类食物的营养素不完全相同，相同食物中营养素也略有不等或含量不同。这是由种植或饲养条件、品系、采食部位及其成熟程度等不同所致。食物的营养价值（Nutrition Value）是指食物中所含营养素和热能能满足人体营养需要的程度。营养价值的高低，取决于食物中所含营养素种类是否齐全、数量是否充足以及相互比例是否适宜。实际上，天然食物中所含有的营养素的种类和比例都不是十分均衡的。除母乳外，任何一种天然食物都不能提供人体所需的全部营养素。要达到合理营养的目的，膳食必须由多种食物组成。因此，必须了解各类食物的营养特点，以便进行合理搭配。

食物按其营养价值可分为五大类。

（一）第一类

第一类是粮谷、薯类，如米、面、杂粮、马铃薯、甘薯等，主要提供糖类、蛋白质、膳食纤维及 B 族维生素。

1. 营养价值。

粮谷类是人体热能的主要来源。我国居民膳食中，约 70% 的热能和 50% 的蛋白质来自粮谷类。粮谷类的蛋白质含量一般为 7%~12%，但由于所含必需氨基酸不平衡，使得生物学价值和人体的利用率等不如蛋、奶和肉类，赖氨酸为其第一限制氨基酸。粮谷类的脂肪含量约为 2%，且多为不饱和脂肪酸。其碳水化合物主要为淀粉，平均含量达 70% 以上，是热能最经济和易得的来源。粮谷类还是膳食中 B 族维生素，特别是硫胺素和烟酸的重要来源。粮谷类的矿物质含量为 1.5%~3%，但吸收利用不佳。

2. 合理利用。

粮谷类蛋白由于缺乏赖氨酸，限制了其在体内的吸收利用，如能在粮谷类中添加赖氨酸或与含赖氨酸丰富的食物（如大豆）混合食用，发挥蛋白质互补作用，则可提高其营养价值。此外，粮谷类除淀粉外，其他营养素（蛋白质、脂肪、维生素和无机盐）主要分布于谷胚及谷皮表层，因此含量受碾磨加工精度的影响较大，在食物的烹调加工过程中损失也多。如果碾磨加工过细、淘洗过度或烹调不当，可使大量营养素损失，营养价值降低；碾磨加工过粗，又使留下的植酸、纤维素过多，有碍营养素的消化吸收。

（二）第二类

第二类是肉、禽、鱼、奶、蛋等，主要提供蛋白质、脂肪、无机盐、维生素 A 与 B 族维生素。

1. 营养价值。

动物性食物包括肉、鱼、禽、蛋、奶等。此类食物主要供给优质蛋白质、脂肪以及一些重要的无机盐（钙、铁、锌等）和维生素（维生素A、维生素D、维生素B_2等）。蛋白质含量肉鱼禽类为10%～20%，蛋类为10%～12%，奶类为2%～4%。此类食物蛋白质氨基酸组成合理，是利用率很高的优质蛋白质，其中鸡蛋蛋白和牛奶蛋白为天然食物中最理想的蛋白质，奶蛋白还含有丰富的赖氨酸，与粮谷类蛋白有良好的互补作用。脂肪含量及组成差异较大。肉类脂肪含量较高（10%～30%），以饱和脂肪酸为主，肥肉、内脏、蛋黄中胆固醇含量很高，易引起血脂升高；鱼禽类脂肪多由不饱和脂肪酸组成，对防治动脉粥样硬化有益；蛋黄中还含有丰富的卵磷脂。动物内脏（尤其是肝脏）、蛋黄、瘦肉中富含多种维生素和无机盐，尤以维生素A、维生素D、维生素B_1、维生素B_2、铁、锌、钙、磷为多，且吸收利用率高。奶类中富含的钙、维生素A、维生素B_2是我国多次营养调查中发现的我国居民极易缺乏的营养素。

2. 合理利用。

通常的烹调加工方法对动物性食物影响不大。当采用炖、煮的方法时，含氮物质、无机盐和水溶性维生素可部分溶于汤汁中，一般不会丢失。生鸡蛋中含有抗胰蛋白酶因子及抗生物素因子，影响蛋白质和生物素的吸收，加热可将其破坏，因此必须吃熟食。鲜奶经接种嗜酸乳酸菌后发酵可制成酸奶，更易消化吸收，特别适宜乳糖不耐受者食用。

（三）第三类

第三类是豆类（大豆与杂豆）及其制品，主要提供蛋白质、膳食纤维、脂肪、无机盐及B族维生素。

1. 营养价值。

大豆含蛋白质十分丰富（30%～40%），其氨基酸组成全面而平衡，接近人体需要，而且其赖氨酸含量丰富，是粮谷类蛋白的理想互补食物。大豆含脂肪15%～20%，其中不饱和脂肪酸约占85%，且以亚油酸含量最高，还含有1.64%的磷脂。大豆油的天然抗氧化能力较强，所以是少有的优质食用油。大豆中钙、磷和硫胺素的含量也很丰富，并有一定量的核黄素。

2. 合理利用。

大豆加工成豆制品可提高蛋白质的消化率。如整粒熟大豆的消化率为65.3%，加工成豆浆后为84.9%，制成豆腐则高达92%～96%。生大豆中含有蛋白酶抑制剂，如抗胰蛋白酶因子，影响其消化吸收，充分加热可破坏之。用大豆做成的豆芽含有丰富的维生素C，在新鲜蔬菜和水果缺乏时，是食物中良好的维生素C供给来源。

（四）第四类

第四类是蔬菜和水果，如叶菜、瓜菜、鲜豆、根茎与藻藻类，主要提供膳食纤维、无机盐、维生素C与胡萝卜素。

1. 营养价值。

蔬菜和水果是我国人民膳食中的重要食品，含有人体所需要的多种营养成分，其所含有的营养素正是其余几类食物所缺少的，因此，在维持膳食平衡上具有重要意义。其特点：蛋白质和脂类含量很低，含有一定量的碳水化合物，而无机盐类（钙、磷、钾、镁、铁等）和某些维生素（胡萝卜素、维生素C、维生素B_2、叶酸等）的含量很丰富，是膳食纤维和天然抗氧化物的主要食物来源。一般说来，红、绿、黄色蔬菜和水果含营养素比较丰富，应多选用。某些野菜、野果及食用蕈类含维生素、无机盐及微量元素十分丰富，有的还具有保健作用。猕猴桃、刺梨、沙棘、黑加仑等含维生素C、胡萝卜素十分丰富，应注意利用。

2. 合理利用。

蔬菜和水果中的维生素，特别是维生素C在放置和烹调过程中极易被破坏，因此强调食用的蔬菜和水果应保持新鲜，烹调时主张"先洗后切、切后即炒、急火快炒"。蔬菜和水果中的无机盐和微量元素由于草酸、植酸、膳食纤维等影响因素的存在，吸收率普遍偏低，应注意。蔬菜和水果经常放在一起，因为它们有许多共性。但蔬菜和水果终究是两类食物，各有优势，不能完全相互替代。尤其是儿童，不可只吃水果不吃蔬菜。

（五）第五类

第五类是纯热能食物，如油脂（动、植物油脂）、食用糖、淀粉与酒类，主要提供热能。

食用糖、淀粉和酒类主要提供热能。植物油还可提供维生素E和必需脂肪酸。

以上各类食物各有不同的营养特点，膳食中应注意相互搭配，尽量保证每天都能进食各类食物，并最好轮流选用同一类中的各种食物，这样才能使膳食多样化，使各种食物在营养成分上起互补作用，使机体得到所需的各种营养素，达到合理营养的目的。

二、合理营养

（一）膳食模式

膳食中各类食物的构成比例或膳食结构称为膳食模式。由于各国经济发展程度不同，环境、信仰、民族习俗等有差异，其膳食结构各异。依据动植物食物在膳食中的比例，膳食模式可大致分为三大类型。

1. 以动物性食物为主的膳食模式：膳食中动物性食物比重大，所供热能接近或达到全日热能的50%，谷类等植物性食物所供热能不足20%，即高蛋白、高热能和高脂肪膳食。

2. 以植物性食物为主的膳食模式：膳食中谷类、根茎类等食物比重大，所供热能达到全天总热能的80%～95%，肉类等动物性食物极少。

3. 动物性食物和植物性食物比重适宜的膳食模式：膳食中以植物性食物为主，但动物性食物占一定比重。植物性食物所供热能占全天总热能的50%～60%，蛋白质中40%～50%来源于动物性食物。

（二）平衡膳食

合理营养就是指全面而平衡的营养，即各营养素能充分满足机体的需要并达到相互间的平衡。合理营养是我们共同追求的目标，而平衡膳食是获得合理营养的唯一途径，也是反映现代人类生活质量的一个重要指标。平衡膳食（Balanced Diet）又称合理膳食（Rational Diet）或健康膳食（Health Diet），是指提供给机体种类齐全、数量充足、比例合适的能量和各种营养素，并与机体的需要保持平衡，进而实现合理营养、促进健康、预防疾病的膳食。平衡膳食的基本要求如下：

1. 膳食应供给足量的热能及各种营养素,以满足机体的营养需要。
2. 各种营养素之间要保持数量上的平衡。某种营养素过多或过少,均可影响其他营养素的吸收和利用。
3. 要有合理的烹调加工手段,以减少营养素的损失,提高消化吸收率,并使食物具有良好的感官性状,能引起食欲。
4. 要有合理的膳食制度,即把全天的食物定质、定量、定时地分配给人们食用。
5. 食物应对人体无害,不含致病性微生物和有毒化学物质等。

(三) 营养失衡造成的危害

营养失衡可产生营养不良。营养不良是指由于一种或一种以上营养素缺乏或过剩引起机体健康异常或疾病状态。营养不良有两种表现,即营养缺乏(Nutrition Deficiency)和营养过剩(Nutrition Excess)。

营养素摄入不足引起营养缺乏病。各种营养素的不足都可产生相应的缺乏病。目前世界上流行的四大营养素缺乏病:蛋白质-能量营养不良、缺铁性贫血、缺碘性疾病、维生素A缺乏病。

营养素摄入过量可引起过剩性疾病,如高热量、高蛋白、高脂肪,特别是动物性脂肪摄入过多,可以引起肥胖症、高血脂、高血压、冠心病、糖尿病等。此外,维生素A、维生素D摄入过多,可引起中毒。一些营养素摄入不合理还与肿瘤的发病有关。如脂肪摄入过多与乳腺癌、结肠癌、前列腺癌的发病有关。

(四) 中国居民膳食指南

膳食指南(Dietary Guideline)或称膳食指导方针,是由国家医学部门或营养权威团体针对当地居民的营养需要及膳食中存在的主要问题而提出的一个通俗易懂、简明扼要的合理膳食指导原则。其目的是向广大居民宣传合理膳食,引导居民进行合理的食物消费,提高居民营养知识水平,改善居民营养状况。

1989年,中国营养学会根据1988年新修订的RDA首次提出了我国居民膳食指南,之后于1997年和2007年进行了两次修订。2016年,根据《中国居民营养与慢性病状况报告(2015)》中指出的我国居民面临营养缺乏和营养过剩双重挑战的情况,结合中华民族饮食习惯以及不同地区食物可及性等多方面因素,参考其他国家膳食指南制订的科学依据和研究成果,对部分食物日摄入量进行调整,提出符合我国居民营养健康状况和基本需求的膳食指导建议,最终形成《中国居民膳食指南(2016)》。

《中国居民膳食指南(2016)》由一般人群膳食指南、特定人群膳食指南和中国居民平衡膳食实践三个部分组成,同时推出了中国居民膳食宝塔(2016)(图3-2)、中国居民平衡膳食餐盘(2016)和儿童平衡膳食餐盘三个可视化图形,指导大众在日常生活中进行具体实践。该指南的特色主要体现在:①以平衡膳食模式和解决公共营养问题为主导;②提高了可操作性和实用性;③弘扬新饮食文化;④扩大了覆盖人群;⑤兼顾科学性和科普性。

《中国居民膳食指南(2016)》的推荐意见如下:

推荐一:食物多样,谷类为主。

平衡膳食模式是最大程度上保障人体营养需要和健康的基础,食物多样是平衡膳食模式的基本原则。每天的膳食应包括谷薯类、蔬菜水果类、畜禽鱼蛋奶类、大豆坚果类等。建议平均每天摄入12种以上食物,每周25种以上。谷类为主是平衡膳食模式的重要特征,每天摄入谷薯类食物250~400g,其中全谷物和杂豆类50~150g,薯类50~100g。膳食中碳水化合物提供的能量应占总能量的50%以上。

推荐二:吃动平衡,健康体重。

体重是评价人体营养和健康状况的重要指标,吃和动是保持健康体重的关键。各个年龄段人群都应该坚持天天运动、维持能量平衡、保持健康体重。体重过低和过高均易增加疾病的发生风险。推荐每周应至少进行5天中等强度身体活动,累计150分钟以上;坚持日常身体活动,平均每天主动身体活动6000步;尽量减少久坐时间,每小时起来动一动,动则有益。

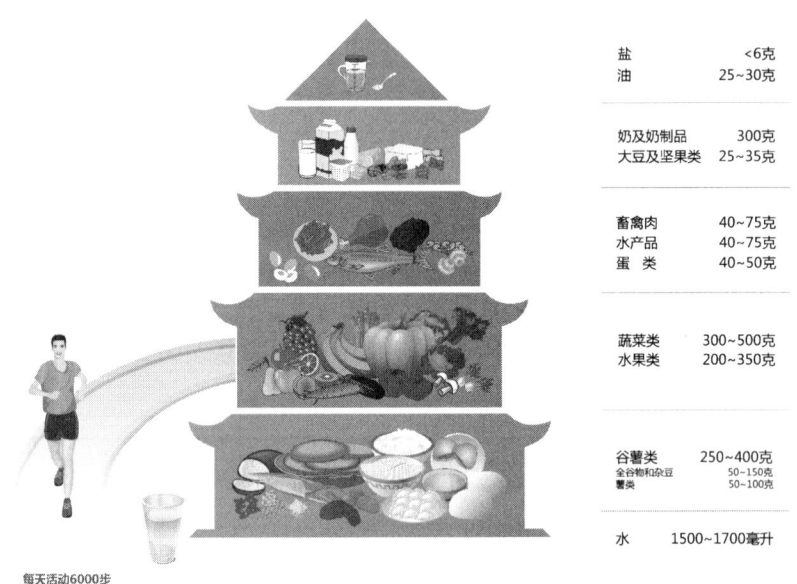

图3-2 中国居民膳食宝塔(2016)

推荐三:多吃蔬果、奶类、大豆及其制品。

蔬菜、水果、奶类和大豆及制品是平衡膳食的重要组成部分。坚果是膳食的有益补充。蔬菜和水果是维生素、矿物质、膳食纤维和植物化学物的重要来源,奶类和大豆类富含钙、优质蛋白质和B族维生素,对降低慢性病的发病风险具有重要作用。提倡餐餐有蔬菜,推荐每天摄入300~500g,深色蔬菜应占1/2。天天吃水果,推荐每天摄入200~350g的新鲜水果,果汁不能代替鲜果。吃各种奶制品,摄入量相当于每天液态奶300g。经常吃豆制品,每天相当于摄入大豆25g以上,适量吃坚果。

推荐四:适量吃鱼、禽、蛋、瘦肉。

鱼、禽、蛋和瘦肉可提供人体所需要的优质蛋白质、维生素A、B族维生素等,有些也含有较高的脂肪和胆固醇。动物性食物优选鱼和禽类,鱼和禽类脂肪含量相对较低,鱼类含有较多的不饱和脂肪酸。蛋类各种营养成分齐全。吃畜肉应选择瘦肉,瘦肉脂肪含量较低。过多食用烟熏和腌制肉类可增加肿瘤的发生风险,应当少吃。推荐每周吃鱼280~525g,畜禽肉280~525g,蛋类280~350g,平均每天摄入鱼、禽、蛋和瘦肉总量为 120～200g。

推荐五：少盐少油，控糖限酒。

我国多数居民目前食盐、烹调油和脂肪摄入过多，这是高血压、肥胖和心脑血管疾病等慢性病发病率居高不下的重要原因，因此应当培养清淡饮食习惯，成人每天食盐摄入不超过 6g，每天烹调油摄入 25～30g。过多摄入添加糖可增加龋齿和超重发生的风险，推荐每天摄入糖不超过 50g，最好控制在 25g 以下。水在生命活动中发挥重要作用，应当足量饮水。建议成人每天 7～8 杯（1500～1700mL），提倡饮用白开水和茶水，不喝或少喝含糖饮料。儿童、青少年、孕妇、乳母不应饮酒，成人如饮酒，一天饮酒的酒精量男性不超过 25g，女性不超过 15g。

推荐六：杜绝浪费，兴新食尚。

勤俭节约、珍惜食物、杜绝浪费是中华民族的美德。按需选购食物，按需备餐，提倡分餐不浪费。选择新鲜卫生的食物和适宜的烹调方式，保障饮食卫生。学会阅读食品标签，合理选择食品。创造和支持树文明饮食新风的社会环境和条件。应该从每个人做起，回家吃饭，享受食物和亲情，传承优良饮食文化，树健康饮食新风。

第三节　人群营养状况评价

人群营养状况评价是全面了解个体或群体营养状况的基本方法，目的是了解不同生理状况、不同生活环境、不同劳动条件下各种人群营养状况和存在的问题，为有计划地改善和提高人民膳食质量提供科学依据。人群营养状况评价方法包括膳食调查、体格测量、相关疾病的临床检查、营养水平的生化检测等。

一、膳食调查

膳食调查用于了解调查对象在一定时间内通过膳食摄取的能量、各种营养素的数量和质量，据此评价调查对象能量和各种营养素供给的满足程度。膳食调查方法包括称重法、记账法、回顾法、化学分析法、食物频率法。

（一）回顾法

回顾法又称为询问调查法，是目前获得个人膳食量资料最常用的一种调查方法。由训练有素的人员面对面询问并详细记录调查对象过去一天或几天内的每餐进食食物的种类和数量，掌握指定回顾日期内就餐人日数，计算出平均每人每日各种食物的消耗量和营养素的摄入量。此方法适用于个人或家庭调查。优点是简便易行，缺点是准确度差。

（二）称重法

调查期间称量每日每餐所食的各种主副食、生食和熟食的重量及剩余食物的重量，详细记录每日就餐人数、性别、年龄、职业、生理状况和劳动强度，求出平均每餐每人摄取食物的种类和重量，最终算出调查对象每人每日食物和各种营养素的平均摄入量。调查时间为 3 天、5 天或 7 天。此方法准确可靠，但工作量较大。

（三）记账法

记账法又称为食物盘点法。在调查开始时，对所有食物的种类和数量做准确的记录。调查期间对购进的各类食物均按品种记录其数量，累加到原始账目中，减去调查结束时各种食物的剩余量，求得调查期间各种食物的实际消耗量。同时准确记录调查期间的就餐人日数，由食物消耗量和就餐人日数，求出每人每日各种食物的消耗量。一般调查统计1个月，一年四季各进行1次。此方法简便，且较为准确可靠，但必须得到调查对象的密切配合。

（四）食物频率法

食物频率法：主要收集调查对象在一定时间内各种食物的消耗频率和消耗量，从而获得个人长期食物和营养素平均摄入量。该法可快速得到平时各种食物的摄入种类和适量，反映长期膳食行为，其结果可以作为慢性病与膳食模式关系研究的依据，也可以对个人进行膳食指导，在膳食与健康关系的流行病学研究中广泛应用。

（五）化学分析法

化学分析法：通过实验室化学分析方法，测定调查对象在一定时间内所摄取的食物的能量和营养素的数量及质量。收集样品的方法是双份饭菜法，即制作数量和质量完全相同的两份饭菜，一份供调查对象食用，另一份作为分析样品。

二、人群营养评价指标

（一）体格测量

体格测量是评价营养状况的综合观察指标。体格测量包括身体测量和营养性疾病检查两部分。身体测量常用指标包括身高、体重、坐高、胸围、上臂围和皮褶厚度等。对婴幼儿和青少年来说，身体测量数据表示身体生长发育状况，对成人来说则表示身体构成和构成成分。皮褶厚度说明脂肪营养状况。

与营养素缺乏有关的症状和体征如下：

1. 体格瘦小，生长缓慢，面色苍白或有菜色，头发无光泽，可能是由于食物的摄入量或全部营养素摄入量不足。

2. 食欲不振、易疲劳、下肢麻木、水肿、营养性多发性神经炎等为硫胺素缺乏的病症。

3. 皮肤干燥、鳞皮、毛囊角化以及角膜软化、穿孔，毕脱斑，结膜干燥，夜盲等为维生素A缺乏的病症。

4. 睑缘炎、角膜周围充血或血管新生、畏光、口角湿白、口角裂、唇裂、口腔黏膜溃疡、舌紫红、舌乳头肥大或萎缩、阴囊皮炎、湿疹、脱屑、脂溢性皮炎等为核黄素缺乏的病症。

5. 皮肤粗糙、对称性皮炎、消化不良、腹泻或便秘、口腔烧灼感等为尼克酸（烟酸）缺乏的病症。

6. 牙龈松肿、出血、瘀斑，皮下出血或瘀斑等为维生素C缺乏的病症。

7. 儿童方颅、前囟持久不闭、鸡胸、肋骨串珠、郝氏沟、脊柱弯曲、腹膨大、X形腿、O形腿、枕秃、盗汗、睡眠不安等为维生素D缺乏的病症。

（二）营养水平的生化检测

人体营养水平的生化检测是依据生化实验，验证膳食调查的结果，主要是监测血或尿中营养素含量、代谢物水平、相关酶水平和生理功能指标，常可在营养缺乏病症状出现前，查出营养素缺乏的早期或前期症状。近年来，由于检测技术的发展，除血、尿外，头发、指甲和唾液等也成为检查的样品。人体营养水平的生化检测常用指标见表3－1。

表3－1 人体营养水平的生化检测常用指标

营养素	检测指标
蛋白质	血清总蛋白、血清白蛋白（A）、血清球蛋白（G）、白/球（A/G）、空腹血中氨基酸总量/必需氨基酸、尿羟脯氨酸系数、游离氨基酸、必要的氮损失等
血脂	总脂、甘油三酯、α脂蛋白、β脂蛋白、胆固醇（包括胆固醇酯）、游离脂肪酸、血酮等
钙、磷及维生素D	血清钙（包括游离钙）、血清无机磷、血清钙磷乘积、血清碱性磷酸酶、血浆25－OH－D_3、血浆1,25 (OH)$_2$－D_3等
铁	全血血红蛋白浓度、血清运铁蛋白饱和度、血清铁、血清铁蛋白、血液红细胞压积（HCT或PCV）、红细胞游离原卟啉、平均红细胞体积（MCV）、平均红细胞血红蛋白含量（MCH）、平均红细胞血红蛋白浓度（MCHC）等
维生素类	维生素A：血清视黄醇、血清胡萝卜素；维生素B_1：RBC转酮醇酶活性系数、5mg负荷尿实验；维生素B_2：RBC谷胱甘肽还原酶活性系数、5mg负荷尿实验；烟酸：5mg负荷尿实验；维生素C：血浆维生素C、5mg负荷尿实验；叶酸：血浆叶酸、红细胞叶酸等
其他	尿糖、尿蛋白、尿肌酐、尿肌酐系数、全血丙酮酸等

资料来源：孙长颢．营养与食品卫生学［M］．8版．北京：人民卫生出版社，2017。

（三）营养状况评价

在取得膳食调查、体格测量和实验室检查结果后，要综合三方面材料，对调查对象进行营养评价。三项资料虽然共同说明调查对象的营养状况，但代表的意义不同。膳食调查结果说明调查期内食物和营养素摄入情况，体格测量则说明较长时期的营养状况，实验室检查结果反映近期的营养状况。血中营养素水平代表体内的循环量、可利用的储备量，不到一定的耗竭程度，血中营养素水平不出现明显改变。原发性营养缺乏病从摄取不足到出现缺乏症状，需要一个时间过程。缺乏因素在组织细胞中又有一个从量变到质变的过程。此外，机体自身又有调节、代偿和适应过程。由于群体的差异和调查方法的局限性，对膳食调查结果要有正确的理解。针对调查和检测信息，还应结合机体健康状况、饮食习惯、工作生活条件等因素，进行综合评价。

（高博）

第四章 心理平衡与健康

学习目标：
- 了解心理过程和个性特征。
- 了解心理健康的标准。
- 熟悉心身疾病的概念和特点。
- 了解心身疾病的社会心理影响因素。
- 学会如何促进心理健康。

生物-心理-社会医学模式将人看作一个整体，人不但是一个生物有机体，而且还是一个有思想、有情感、参与社会生活的社会成员。当人们遭遇负性事件，在社会生活中受到挫折，社会需要得不到满足，或者不能胜任所承担的社会角色，人际关系处理不好时，都可能引起紧张、压抑等心理反应，从而刺激机体产生一系列的应激反应，影响健康。与遗传、生理、免疫等因素一样，心理因素在疾病的发生发展、治疗和预防中起着重要的作用，比如紧张性头痛、应激性溃疡、情绪性哮喘、精神性脱发和白发等，反映的就是心理因素的影响。

心理因素对健康的影响研究始于21世纪20年代前后的心身医学，是1918年由德国精神科医生海恩罗特首先提出来的。心身医学是研究心理、社会因素对健康和疾病的作用以及它们之间相互联系的科学。它不是研究某一器官或某个系统的疾病，而是研究在社会、心理、躯体因素影响下有关疾病的倾向性、易患性以及疾病的起因和预后等，因此它是一种关于健康和疾病整体性和综合性的理论。

随着人类疾病谱和死因谱的转变，以贫困、生活条件恶劣为主要因素引起的急性传染性疾病已退居次要地位，恶性肿瘤、心脑血管疾病等慢性病成了威胁人类健康的主要疾病。大量研究表明，这些慢性病的发生发展与心理因素有密切关系。随着现代生活节奏的加快，知识更新迅速，社会竞争加剧，对人的内部适应能力（包括心理健全和情绪平衡）提出了更高的要求。因此人们受到的心理挑战有相对增加的趋势，心理健康已成为人们健康生活不可忽视的部分。

第一节 心理现象

心理现象是个体心理活动的表现形式,一般把心理现象分为两类,即心理过程和个性特征(图2-1)。

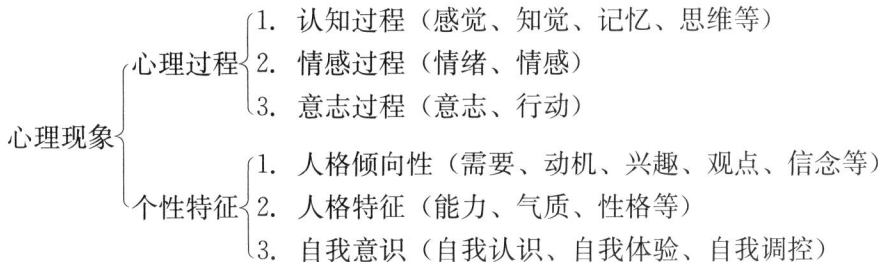

心理过程包括认知过程、情感过程和意志过程。认知过程是人获得知识及信息加工和处理的过程,包括感觉、知觉、记忆、思维、想象等。人在认识客观事物的时候,由于客观事物不同,客观事物与人的关系不同,人对客观事物会产生不同的态度和体验,如满意或不满意、愉快或不愉快等,这些复杂多样的态度或体验称为情绪或情感。人不仅能认识客观事物,对它产生一定的感受,而且还能根据对客观事物及规律的认识自觉地改造世界。人能够根据自己的认识确定行动目的,拟定计划,克服各种困难,把计划付诸行动,这种自觉地确定目标并力求加以实现的心理过程叫作意志过程。人由于先天素质不一样,生活环境和受到的教育也存在差别,从事的实践活动也不同,所以人在活动过程中会表现出各自独有的特点,比如兴趣、观点、气质、性格等,这些特点即为个性特征。个性特征是人稳定的心理特征的综合。人的心理过程和个性特征是相互密切联系的。个性特征是通过心理过程形成的,同时已形成的个性特征又会制约心理过程,并在心理过程中得到表现,从而对心理过程产生重要影响,使每一个人在认知、情感、意志等方面表现出个性差异。本节着重介绍情绪、气质、性格。

一、情绪

(一)情绪的概念

情绪是指人们对客观事物是否符合自身需要的态度的体验,是个体对当前所面临的事物与正在进行的活动或已形成的观点之间的关系的体验和反映。情绪是人们对客观事物的一种反映形式,客观事物是产生情绪的源泉,离开了客观事物,情绪就成了无源之水。客观事物与人的需要之间的关系又决定了人对客观事物的态度,人对这种关系进行反映的形式则是体验和感受。所以当客观事物满足了人的需要和愿望时,就会引起高兴、愉快、满意、爱慕等积极肯定的情绪;当客观事物不能满足人的需要和愿望时,就会引起生气、苦闷、不满、憎恨等消极否定的情绪;当客观事物只能满足人们一部分需要时,则会引起喜忧参半、百感交集、啼笑皆非等肯定与否定、积极与消极相互交织的情绪。

（二）情绪的功能

1. 情绪是适应生存的工具。

情绪的适应性在于发动机体中的能量使机体处于适宜的活动状态，将相应的感受通过行为（表情）表现出来，以达到共鸣或求得援助。情绪的适应性从根本上说是服务于改善和完善人的生存和生活条件的。无论是儿童还是成人，通过快乐表示情况良好，通过痛苦表示急需改善不良处境，通过悲伤和忧郁表示无奈和无助，通过愤怒表示进行反抗的主动倾向。同时人们也看到，个人之间和社会上挑起事端引起的情绪对立，有着极大的破坏作用。总之，各种情绪的发生，时刻都在提醒着个人和社会去了解自身或他人的处境和状态，以求得良好适应。

2. 情绪是激发行为的动机。

情绪构成一个基本的动机系统，它能够驱策机体发生反应、进行活动，在最广泛的领域里为人类的各种活动提供动机。情绪能根据主客观的需要及时地发生反应，进而激发人的各种行动。例如，无论在任何时候和何种情况，恐惧均能使人退缩，愤怒会引发攻击，厌恶会引起躲避等。

3. 情绪是心理活动的组织者。

情绪的组织作用包括对活动的瓦解和促进两方面。一般说来，正性情绪起协调的、组织的作用；负性情绪起破坏、瓦解或阻断的作用。有研究证明，情绪能影响认知操作的效果，其影响效应取决于情绪的性质及强度。中等唤醒水平的愉快和兴趣为认知活动提供最佳的情绪背景。情绪的组织作用还表现在影响人的行为上：当人处在积极、乐观的情绪状态时，倾向于注意事物美好的一面，态度和善，乐于助人；而消极情绪状态则使人产生悲观意识，失去希望与渴求，也更易使人产生攻击性。

4. 情绪成为人际交往的手段。

情绪和语言一样，具有服务于人际沟通的功能。情绪通过独特的通信手段，即由面部肌肉运动模式、声调和身体姿态变化所构成的表情来实现信息传递和人际间的互相了解。例如，人用微笑向对方表示友好。

二、气质

（一）气质的概念

气质源于拉丁语，原意是混合、掺和，按比例将作料调和在一起。现代心理学把气质定义为典型的、稳定的心理活动的动力特性。它主要表现在心理活动的动力方面，如心理活动的速度和灵活性（如知觉的速度、思维的灵活度、注意集中时间的长短）、强度（如情绪的强弱、意志努力的程度）以及心理活动的指向性（倾向于外部事物或倾向于内部体验），即一般所说的一个人的"脾气""秉性""性情"。气质对个人活动的各个方面都有重要影响。

气质具有明显的天赋性，是较多地受稳定的个体生物因素制约的。这一点可以从婴儿身上发现，如有的婴儿总是喜吵闹、好动、反应灵活，有的却比较平稳、安静、反应缓慢。但气质在生活环境和教育的影响下，在一定程度上也会发生某些变化。例如生活的坎坷或社会的挫折，可能会使一个活泼好动的青年变成一个沉默寡言、行动拘谨的人。

（二）气质的类型

基于气质类型及其划分依据不同的观点，人们提出各种类型学说，较为流行的是古希腊的希波克拉底提出的气质液体学说。他根据人体内血液、黏液、黑胆汁和黄胆汁将气质分为多血质、胆汁质、黏液质、抑郁质。虽然这种提法缺乏严谨的科学依据，但在生活中确实可以见到这四种气质类型的人，以后心理学家在此基础上进行了研究和完善，因此该气质类型沿用至今。但在实际生活中，典型的气质类型不多见，多是两种或多种气质的混合型。四种气质类型的典型外在表现如下。

1. 多血质：注意力容易转移，志趣容易变化，灵活好动，有较生动的面部表情和语言表达能力，感染力较强，直爽热情，容易适应环境的变化，活动中行动敏捷，精力充沛。

2. 胆汁质：动作迅速，易于冲动，自我控制能力较差，心境变化大，活动中缺乏耐心，可塑性差。

3. 黏液质：安静稳重，注意力稳定但难以转移，喜怒不形于色，动作反应慢，不灵活，工作有条理，易于因循守旧，缺乏创新精神。

4. 抑郁质：对事物体验深刻，善于察觉他人难以发现的细小环节，对事物和他人羞怯，孤僻内向，动作迟缓，多愁善感。

（三）气质的意义

气质对于社会实践活动有一定影响，正确认识气质与职业活动对指导社会实践活动具有重要意义。任何一种气质都有其积极和消极两个方面，不能简单地评价某种气质类型的好坏。如抑郁质类型的人虽有孤僻、动作迟缓的一面，但他也具有善于观察、对事物体验深刻的一面。在活动中，各种气质特性可以起到相互补偿的作用。因此，气质不决定一个人社会活动的价值及成就的高低。各种气质类型的人都可对社会做出重大贡献。气质对职业具有一定的影响。不同职业活动，根据其工作性质的特点对人的气质有不同的要求。在特定条件下，选择气质特征合适的人员从事某项工作，可提高工作效率，减少失误。这对于职业选择和工作调配具有一定的意义。

此外，也有研究表明，不同气质类型对人的身心健康有不同的影响。情绪不稳定、易伤感、过分性急、冲动等特征不利于心理健康，有些可成为心身疾病的易感因素。

三、性格

（一）性格的概念

性格是人们在生活过程中形成的对客观现实稳固的态度，以及与之相适应的习惯了的行为方式。它是一个人的心理面貌本质属性的独特结合，是人与人相互区别的主要方面。例如：有人热情、开朗、活泼、外露，有人深沉、内在、多思；有人大胆自信有余而耐心细致不足，有人耐心细致有余而大胆自信不足；有人快中易粗、粗中易错，有人却慢条斯理、有条不紊。性格就是由各种特征所组成的有机统一体，每个人对现实稳固的态度有着特定的体系，其行为的表现方式也有特有的样式。这种稳固的、定型了的态度体系和行为样式就是一个人的性格。

（二）性格的特征

性格是十分复杂的人格心理特征，主要有以下四个方面。

1. 对待现实的态度特征：一是对社会、集体、他人的态度特征，如热情诚实、冷淡虚伪等；二是对劳动和劳动成果的态度特征，如勤奋与懒惰；三是对自己的态度特征，如谦虚与骄傲等。

2. 情绪特征：表现在情绪反应的快慢、情绪表现的强弱及情绪保持的久暂等方面，如乐观与悲观、情绪稳定与喜怒无常等。

3. 意志特征：一个人根据一定的标准，自觉地调整和控制自己的行为，克服困难达到既定目的，这就表现了其性格的意志特征。

4. 理智特征：表现为认识活动的态度和认识方式上的心理特征，如感知、记忆和思维的深刻性或肤浅性。

当这四方面的性格特征体现在具体的人身上时就形成了这个人特有的性格结构。一个人的行为总是受其性格结构制约的。

（三）性格类型

性格类型是指在一类人身上所共有的某些性格特征的独特结合和表现。按照一定标准和原则把性格加以分类，有助于揭示性格的实质，了解一个人的性格特点。性格分型复杂多样，至今无统一标准，较为常用的是美国学者 Friedman 提出的 A-B 行为类型。美国学者 Friedman 和 Rosenman 等人研究心脏病时，按竞争性、时间观念和情绪反应将行为类型划分为 A 型、B 型和中间型。A 型性格行为的人有雄心壮志，喜欢竞争，为取得成绩而努力奋斗；性情急躁，缺乏耐心，容易激动；有时间紧迫感，行动匆忙；对人有敌意。这类人往往是一些智力较好、能力较强的人。B 型性格行为的人，和平坦荡，与世无争，喜欢不紧张的工作，爱过松散的生活，做事慢条斯理，无时间紧迫感，有耐心；不争强，能克制，少敌意，不易激惹，对受到的阻碍反应平静，孤僻。有研究表明，A 型性格行为的人具有冠心病的罹患性风险，其发病率为 B 型性格行为的人的 2 倍，其复发率为 B 型性格行为的人的 5 倍。

在现实生活中虽能找到上述分类中各类型的代表人物，但这些分类有很大的局限性和片面性，且难以反映人们性格的本质特征。由于性格结构的复杂性，所以性格的分类至今还没有一个为大家所公认的较科学的标准，还有待于进一步深入研究。

第二节　心理健康与心身疾病

一、心理健康的概念

心理健康（Mental Health）也称心理卫生。对心理健康进行定义是一个较为复杂而困难的问题，到目前为止心理健康与不健康之间还没有一个确定的、绝对的界限。由于心理涉及的范围广泛，包括思维、情绪、意志、气质、性格等各个方面，心理学家从不同的角度提出不同的观点，给出不同的定义。而且心理健康的概念随时代的变迁、社会文化因素的改变而不断变化。例如 H. B. English（1958）认为："心理健康是指一种持续的心理状态,当事人在这种情况下,能有良好的适应能力,具有生命的活力,而能充分发挥其身心潜能。这乃是一种积极的情况,不仅是免于心理疾病而已。"一般认为,心理健康是以积极的、有效的心理活动,平稳的、正常的心理状态,对当前和发展着的社会、自然环境以及自我内环境的变化具有良好的适应功能,并由此不断地发展健全的人格,提高生活质量,保持旺盛的精力和愉快的情绪。

二、心理健康的标准

由于到目前为止仍没有一个全面而确定的心理健康的定义,不同的理论学派、专家从不同的角度给予心理健康的定义不完全相同,因此用来判断心理健康的标准也各不相同。其中影响比较大的有马斯洛和米特尔曼提出的心理健康的十条标准:①有充分的自我安全感;②能充分了解自己,并能恰当估计自己的能力;③生活理想切合实际;④不脱离周围现实环境;⑤能保持人格的完整与和谐;⑥善于从经验中学习;⑦能保持良好的人际关系;⑧能适度地宣泄情绪和控制情绪;⑨在符合团体要求的前提下,能适度地发挥个性;⑩在不违背社会规范的前提下,能适当地满足个人的基本需求。

我国一些学者提出了自己的心理健康标准,包括如下内容。

1. 智力正常:分布在智力正态分布曲线之内者以及能对日常生活做出正常反应的智力超常者。

2. 情绪良好:能够经常保持愉快、开朗、自信的心情,善于从生活中寻找乐趣,对生活充满希望。一旦有了负性情绪,能够并善于调整,具有情绪的稳定性。

3. 人际和谐:乐于与人交往,既有稳定而广泛的人际关系,又有知己的朋友;在交往中保持独立而完整的人格,有自知之明,不卑不亢;能客观评价别人,取人之长补己之短,宽以待人,乐于助人等。

4. 适应环境:有积极的处世态度,与社会广泛接触,对社会现状有较清晰正确的认识,具有顺应社会改革变化的能力,勇于改造现实环境,达到自我实现与社会奉献的协调统一。

5. 人格完整:心理健康的最终目标是培养健全的人格。人格的各个结构要素不存在明显的缺陷与偏差;具有清醒的自我意识,不产生自我同一性混乱;以积极进取的人生观作为人格的核心,有相对完整的心理特征等。

心理健康与不健康之间没有绝对的界限。同时,心理健康是一个动态、开放的过程。心理健康的人在特别恶劣的环境中,可能也会出现某些失常的行为。判断一个人的心理是否健康,应从整体上根据经常性的行为方式做综合性的评估。

三、心身疾病

研究与临床观察已经一致证明,心理因素对健康和疾病具有十分重要的作用,不健康的心理可导致疾病的发生。例如,长时间紧张工作、经济压力、家庭矛盾等慢性应激,产生压抑的情绪,可引起体内儿茶酚胺等激素的分泌增加,导致胃肠道运动功能紊乱与胃黏膜供血不足,胃酸分泌增加,最终导致胃黏膜腐蚀、溃烂,形成胃十二指肠溃疡。随着心身关系的深入研究和不断实践,人们已经确认在有些疾病的发生发展中心理社会因素起了重要作用，这类疾病称为心身疾病。

（一）心身疾病的概念

心身疾病（Psycho Somatic Disease）或称心理生理疾病（Psychophysiological Disease），指心理社会因素在疾病发生发展过程中起重要作用的躯体器质性疾病和躯体功能性障碍。许多年来，在人们的心目中，疾病有两大类：一类是躯体疾病，另一类是精神疾病。自1818年德国精神病学家Heinroth在关于失眠的论文中提出了"心身概念"之后，直到1948年美国精神病学家Dunbar在《心身诊断和治疗纲要》一书中才对"心身概念"进行了系统的论述。自20世纪70年代以来，健康领域工作者不但从生物医学观点去思考问题，而且应用生物－心理－社会医学模式去指导医学理论研究和临床实践。美国心身医学研究所于1980年将这类躯体疾病正式命名为心身疾病。从此，心身疾病即成为并列于躯体疾病和精神疾病的第三类疾病。

长期以来，心身疾病对人类健康构成严重威胁，是造成死亡率升高的主要原因，已日益受到医学界的重视。门诊与住院患者中约有1/3患有心身疾病，人群的心身疾病的患病率在10%～60%。国内徐俊冕对大型综合性医院1108例门诊患者的调查表明，368人患心身疾病（32.2%），心身疾病患者在各科患者中所占的比例依次为：内分泌科75.4%，心血管内科60.3%，呼吸内科55.6%，普通内科30.8%，皮肤科26.6%。

（二）心身疾病的特点

心身疾病一般具有以下几个特点：

1. 以躯体症状为主，有明确的病理生理过程。
2. 某种个性特征是疾病发生的易患因素。
3. 疾病的发生发展与心理社会应激（如生活事件等）和情绪反应有关。
4. 生物或躯体因素是某些心身疾病的发病基础，心理社会因素往往起"扳机"作用。
5. 心身疾病通常发生在自主神经支配的系统或器官。
6. 心身综合治疗比单用生物学治疗效果好。

（三）心身疾病的社会心理影响因素

美国华盛顿大学医学院精神医学专家霍尔姆斯（Holmes）对5000多人进行了社会心理调查，把人们在社会生活中所遭受的事件依据身体的承受力归纳并划分等级，以生活变化单位（Life Change Units，LCU）为指标评分，并编制了生活事件心理应激评定表，见表4－1。

表 4-1 生活事件心理应激评定表

变化事件	LCU	变化事件	LCU
1. 配偶死亡	100	23. 子女离家	29
2. 离婚	73	24. 姻亲纠纷	29
3. 夫妇分居	65	25. 个人取得显著成就	28
4. 坐牢	63	26. 配偶参加或停止工作	26
5. 家庭成员丧亡	63	27. 入学或毕业	26
6. 个人受伤或患病	53	28. 生活条件变化	25
7. 结婚	50	29. 个人习惯的改变	24
8. 被解雇	47	30. 与上级的矛盾	23
9. 复婚	45	31. 工作时间或条件的变化	20
10. 退休	45	32. 迁居	20
11. 家庭成员健康变化	44	33. 转学	20
12. 妊娠	40	34. 消遣娱乐的变化	19
13. 性功能障碍	39	35. 宗教活动的变化	19
14. 增加家庭成员	39	36. 社会活动的变化	18
15. 业务上的再调整	39	37. 少量负债	17
16. 经济状态的变化	38	38. 睡眠习惯改变	16
17. 好友丧亡	37	39. 一起生活的家庭人数变化	15
18. 改行	36	40. 饮食习惯改变	15
19. 夫妻多次吵架	35	41. 休假	13
20. 中等负债	31	42. 圣诞节	12
21. 取消赎回抵押品	30	43. 微小的违法行为	11
22. 所负担工作责任方面的变化	29		

心身疾病的社会心理影响因素，也可称为心理社会应激因素，其内容广泛，许多因素还相互牵扯交织在一起。社会心理因素可以根据发生的频度分为极端情境和日常生活事件，后者又可分为重大生活事件和细小生活事件；可以根据作用的时间分为急性事件、短期事件及长期事件；也可以根据人们对事情的期望分为正性事件和负性事件等。

1. 恋爱婚姻家庭问题（家庭生活问题）。

这类社会心理刺激主要来源于家庭生活环境，与建立家庭有关，包括恋爱受挫、家庭人际关系不良、生活困难、家庭生活不完美、家庭成员的伤亡等。这类社会心理因素是最常见的、对人影响较大的一类因素，其中尤以亲人伤亡、丧偶影响最大。因为家庭是一个具有密切感情接触、感情纽带的团体，是人们休息、娱乐、寻求感情安慰的主要场所，是人们恢复体力、调节情绪的最好所在。如果由于家庭关系不和睦、亲人亡故等因素使这种亲密的感情遭到破坏或这种场所成了烦恼的来源，必然对人的健康造成严重影响。

有人对居丧的903名男女做了长达6年的观察，对比研究发现：居丧的第一年死亡率达12%，第二年为7%，第三年为3%；而对照组相应的为1%、3%和2%。还有研究指出，中年丧偶者与其对照组相比：脑血管疾病患病率为对照组的6.2倍，冠心病为4.6倍，高血压性心脏病为8.2倍，动脉硬化为7.1倍，肺结核为7.8倍，肺炎和流感为5.5倍，其他如恶性肿瘤、糖尿病及意外损伤的患病率也很高。还有研究表明，夫妻长期不和，女方较易患食管癌和乳腺癌。日本曾对离婚者做过统计，这些人的平均寿命比有美满家庭的人要短，其中男性平均短12岁，女性平均短5岁。很多资料都表明，家庭和睦、夫妻恩爱不仅能使彼此寿命延长，而且可以预防许多疾病。

2. 学习工作问题。

属于这一类的因素有工作变迁，工作环境或工作性质不适当，学习工作负荷过重，超出个人的能力，或学习工作与个人的愿望不相符合，不能达到个人的愿望，工作环境不良，人际关系差等。Levi（1982）把这些因素分为四类：①负担过重，工作学习过多，角色冲突；②负担过少，工作学习过于狭窄、单调，缺乏变动的刺激，社交过少；③缺乏控制，无法左右局面；④缺乏社会支持，不能从社会、家庭、同事处得到帮助。

奥斯勒于1982年指出，心脏病与人生活的高压和竭尽全力工作的习惯有联系。有人曾调查了一组年龄为25~40岁的100例冠心病患者，同时以100名非心脏病患者为对照，发现91%的冠心病患者有与工作有关的强烈而持久的工作应激，而对照组只有20%有应激体验。在航空事业中，一种非常紧张的工作——空中交通指挥引起人们的注意。由于这种工作要在大量复杂的雷达信息中迅速做出准确无误的、保证飞机着陆的线路决策，因此经常充满紧张性。柯柏和罗斯曾比较了4000多名空中交通控制人员和近8000名空勤人员的高血压患病率，发现前者是后者的4倍。经过两年体检观察，还发现前者患高血压的时间早于后者（分别为41岁和48岁）。英国一项对9011名文职人员的调查结果显示，那些拥有较差人际关系的人在跟踪调查的12年间患心血管疾病的风险比拥有和谐人际关系的人高34%。

3. 社会生活与个人特殊遭遇。

除上述两大类因素之外，人们还可能遭遇到一些由社会环境变动、人为或自然因素导致的特殊事件的刺激。严重的自然灾害如水灾、火灾、地震，现代化城市人口密度剧增所导致的居住拥挤、交通事故频繁、噪声干扰、环境污染，被迫迁移，丧失社会支持，政治冲击等如果过大，超越了个人的承受能力，就容易产生应激，使人们在生理、心理方面发生重大变化，对健康产生影响。

Cassel总结了20个流行病学研究成果，发现生活在简单的、安定的原始社会中的人们血压偏低，但这些人如果移居工业化城市，血压明显升高。有人报道：农民移居城市，由于不能有效地适应环境变化，结果第一代婴儿死亡率和结核病、忧郁症、高血压等发病率都增高。又有研究认为，复杂紧张的城市生活给城市居民带来的心理压力使之比农村人口易患神经-心理失常和心身疾病。

（四）心身疾病的范围

心身疾病见于临床各科，大体包括下列躯体疾病和障碍。

1. 心血管系统：原发性高血压、冠心病、原发性低血压综合征、某些心律失常、雷诺病等。
2. 消化系统：胃十二指肠溃疡、神经性呕吐、神经性厌食症、过敏性结肠炎、溃疡性结肠炎、贲门或幽门痉挛、心因性多食症或异食症、习惯性便秘、慢性胃炎等。
3. 呼吸系统：支气管哮喘、过度换气综合征、心因性呼吸困难、神经性咳嗽等。
4. 神经系统：偏头痛、肌紧张性头痛、植物神经失调症、心因性知觉异常、心因性运动异常、慢性疲劳等。
5. 内分泌代谢系统：甲状腺功能亢进、肥胖病、糖尿病、低血糖、垂体功能低下等。
6. 骨骼肌肉系统：类风湿性关节炎、全身肌痛症、颈臂综合征、书写痉挛等。
7. 泌尿生殖系统：神经性多尿症、慢性前列腺炎、阳痿等。
8. 皮肤科：慢性荨麻疹、神经性皮炎、皮肤瘙痒症、斑秃、多汗症、牛皮癣、湿疹等。
9. 耳鼻喉科：美尼尔综合征、咽喉部异物感、口吃、晕动症等。
10. 眼科：原发性青光眼、眼肌疲劳症、低眼压综合征等。
11. 口腔科：心因性牙痛、口腔黏膜溃疡、口腔异物感等。
12. 儿科：心因性发热、遗尿症、周期性呕吐、心因性呼吸困难等。
13. 妇产科：功能性子宫出血、月经失调、更年期综合征、经前期综合征、外阴瘙痒、心因性不孕症、阴道痉挛等。
14. 恶性肿瘤：胃癌、肝癌、乳腺癌、食管癌、肺癌等。

第三节　心理健康促进与预防性干预

心理健康促进是指在普通人群中建立适应良好的行为、思想和生活方式，也称为一级干预。对高危人群的干预被称为二级干预或预防性干预。在防止心理障碍出现的各种措施中，预防性干预是最有效的手段。三级干预是对全部或部分已经产生心理问题的人进行心理治疗。在健康促进层面可通过促进积极的行为模式和促进心理健康来预防心理问题的发生。因此，健康促进包含一些重要的内容，如积极的心理健康、危险因素和保护因素以及与这些因素相应的预防性干预措施。本节主要介绍如何促进积极的心理健康和预防性干预。

一、积极的心理健康

积极的心理健康对个体具有保护作用，保护个体免遭应激损伤。学会正确的心理应对方法，可增进积极的心理健康。

（一）提高应对能力

应对能力是指调节、适应、解决问题和面对挑战的能力。应对能力反映多种因素间的相互作用，包括遗传、人格特征、学习和发育历史。锻炼和提高自己的应对能力，应当从以下几个方面入手：

1. 树立正确的挫折观，消除不合理信念。挫折具有普遍性。挫折是生活的组成部分，每一个人都会遇到。挫折是客观存在的，关键在于人们怎样认识和对待它。认识到它是不可避免的，就有了相应的心理准备，遇到时就不会惊慌失措、痛苦绝望。在此基础上，还要敢于向挫折挑战，把挫折作为前进的阶梯、成功的起点。

2. 学会缓解心理压力的技巧。个体可以通过运动、音乐、读书、远足、倾诉等合理方式缓解心理压力，并保持积极乐观的心态。个体还要注意发展多方面的兴趣爱好，缓解生活中的压力所带来的焦虑和抑郁情绪。当心理压力过大，自己通过以上方法无法缓解时，应当尽快求助于专业的心理咨询机构进行心理咨询或心理治疗。

3. 调整抱负水平。社会的进步和物质的丰富促使人们对生活产生新的追求。但抱负要从现实和可能出发，而且要适度。因为需求既有心理欲望，又导致生理活动，欲望越强烈，生理活动反应越大，长此以往，可能引起机体生理性紊乱而使抵抗力减弱。抱负水平过高或过低都不利于增强个体的自信心和自尊心。个体一方面应该提出适合个体能力水平的、具有挑战性的目标；另一方面，当受到挫折时，要重新衡量一下目标是否定得过高，是否符合主客观条件。如果是由于目标不切实际而造成挫折，就要重新调整目标。

（二）培养良好的情绪

掌握情绪调适的方法和要领，是心理保健的重要内容。要培养良好的情绪，可以从以下两方面努力：

1. 培养积极的情绪。

（1）树立正确的人生观。不管你从事何种职业，只有树立正确的人生观，把自己与为之奋斗的事业联系起来，并对此抱有希望与期待，才能经常保持乐观开朗、心情舒畅，无论遇到什么困难和挫折，都能以积极、乐观的心态勇敢面对，对生活和前途充满信心和希望。

（2）妥善处理人际关系。人际关系最容易引起情绪变化。良好的人际关系能满足人的安全感和归属感的需要，使人情绪稳定、精神愉快，有利于身心健康。一个人在良好的人际关系中获得的理解、尊重、同情和安慰等精神上的支持，可以减轻和消除心理应激带来的紧张、痛苦、焦虑和抑郁等消极情绪。因此，在日常生活中应多接触身边的人，广交良师益友，寻求安慰和支持。

（3）培养多方面的兴趣爱好。在业余时间发展多方面的兴趣爱好，如听音乐、跑步、打球、爬山等。这些活动不仅可以释放身上的压力，还可以使情绪稳定且具有较强的适应力，从而松弛精神，丰富生活。

（4）增加愉快的生活体验。每个人的生活中都包含各种情绪体验，如愉快、愤怒、辛酸、悲痛等。对于个体心理健康来说，应该增加正面、愉快的体验。这并不是说要逃避现实，因为在很多情况下那是不可避免的。但如果能设法增加生活的情趣和色彩，就可以使自己的生活充满积极而愉快的经历。这样，即使偶尔遇到挫折和困难，也不至于激起太强烈的情绪反应。

2. 调适消极的情绪。

(1) 注意转移法。注意转移法是把注意力从引起消极情绪反应的刺激情景转移到其他事物上去的一种情绪调适法。转移注意力，不仅能防止消极情绪的蔓延，而且能增进积极情绪的体验。根据巴甫洛夫的条件反射学说，人在忧愁、愤怒时，会在大脑皮层上出现一个强烈的兴奋中心。这时，如果另找一些新颖的刺激，引起新的兴奋中心，便可抵消或冲淡原来的兴奋中心，消极情绪就可以逐渐平息。比如努力工作学习，可以占用大部分时间，使自己免于思虑不快事件和玩味细节或过分自我关注而形成自我中心。

(2) 音乐调适法。音乐调适法是指借助于情绪色彩鲜明的音乐来控制情绪状态的方法。音乐调适法不同于一般的音乐欣赏，它是利用特定的环境气氛、特定的乐曲旋律和节奏，进行心理的自我调适，从而达到改善情绪的目的。现代医学证明，音乐能调整神经系统的功能，解除肌肉紧张，改善注意力，增强记忆力，消除抑郁、焦虑、紧张等消极情绪。不同的音调会使人产生不同的情绪体验。

(3) 幽默调适法。幽默实际上是一种轻松愉快的生活态度，可以化解挫折困境和尴尬场面，具有明显减少愤怒和不安情绪的作用。幽默是与乐观相联系的，幽默一笑解千愁。它是一种以奇特、含蓄、双关、讽喻、诙谐、巧合等为形式的良性刺激，当被认知后可导致欣快感，给人以启迪和韵味。因而可以说，幽默是一种比较高级的调适手段。

(三) 建立良好的社会支持系统

人作为一种社会性动物，不可能离开他人、社会的支持而单独存在。社会、单位、家庭、朋友等共同组成了个体的社会支持系统。研究表明，良好的社会支持系统可以大大降低人的应激水平，减少心身疾病的发生。当个体处于不利情境时，如果他人对个体表现出同情、支持等亲和情感，使个体的社会资源得以扩展，其由生活事件所引起的紧张心理便能够得以缓解。此外，这种来自他人的社会支持有时可以直接提供解决问题的策略，有效改善不良情境。因此，个体要注意提高自己的人际交往能力，在生活、工作中能够换位思考、宽厚待人，具有社会公德、职业道德、家庭美德，建立坚实的社会支持系统。

二、预防性干预

预防性干预是有针对性地采取减少危险因素和增强保护因素的措施。预防性干预可以起到拮抗危险因素的作用并促进保护因素形成，从而阻断心理障碍形成和暴发的过程。

(一) 危险因素和保护因素

危险因素是指导致某一类个体较一般人群易感某种障碍的人格因素或环境因素。危险因素存在于各种情况，受到个体本身、家庭环境、教育经历、同伴或社会环境的影响。研究还发现，如个体所处环境中有多种危险因素，其心理障碍的发病率高于那些接触单一危险因素人群发病率的总和，说明各种危险因素之间存在协同作用。此外，某一特定的危险因素会增加多种心理障碍发生的可能性，如父母经常吵架不仅可以导致子女抑郁的发生率增高，而且也可导致其他行为问题增多。保护因素与危险因素相反，它是指能使个体发生某种心理障碍的可能性低于一般人群的人格因素、行为方式或环境因素。保护因素的存在使个人对损害心理健康的抵抗力增加，从而降低个体心理障碍的发生率。研究表明，多种个体和环境因素具有保护作用，使心理障碍发生的危险减少，如维持良好的社会支持资源，就有可能减少心理问题发生的风险。

（二）预防性干预方式

1. 普遍性干预：主要是面向广大普通人群，针对某些导致整个人群发病率增加的危险因素，进行心理教育或宣传性干预。如青少年后期抑郁症发病率相对增高，预防性干预就可以面对整个青少年人群，普及认知和行为技能教育，以减少抑郁发生的危险。

2. 选择性预防干预：针对那些没有出现心理问题或障碍，但其发病的危险性比一般人群要高的人。如离婚家庭子女患抑郁症、PTSD的危险性明显增高，因此应针对这类家庭的成员实施预防性干预。

3. 指导性预防干预：干预的对象是那些有轻微心理障碍和体征的人群。研究表明，有轻度抑郁情绪的人在某些因素的作用下转化为重性抑郁的概率很高。因此，如能预先筛查出已经存在抑郁情绪者，并对其进行干预，能防止重性抑郁的发生。

研究表明，在处理各种心理问题和躯体健康问题方面，各种干预方式都具有同等的重要性。很多心理问题实际上需要多种层面的综合性干预。Ornish等（1998）研究了综合性干预措施对减少心脏病危险因素的作用。干预内容包括低脂饮食、有氧训练、应激管理训练、戒烟、集体心理治疗等。结果表明，与对照组相比，干预组负性情绪和冠心病的症状有了明显改善，说明心理综合干预计划在身心两方面都产生了积极的效应。随着社会生活的发展和对心理服务需求的增长，心理干预的思想、策略和对象越来越社会化，逐渐深入文化传播、公共卫生、保健、疾病控制等领域，甚至成为制定公共卫生政策的重要内容。因此，目前心理干预的形式已经从早期单纯的个体化治疗，进一步扩展到针对群体的多层次干预。

（刘祥）

第五章 身体活动与健康

学习目标：
- 熟悉身体活动的类型。
- 了解身体活动的总量及其衡量。
- 了解身体活动的健康效应。
- 了解《关于身体活动有益健康的全球建议》和中国成人身体活动推荐量。
- 了解运动伤害。
- 熟悉个体身体活动指导步骤。

身体活动是人类为生存而适应环境的行为反应，也是人们的日常生活方式。随着社会、经济、科技的发展，人们的生活方式发生了巨大变化，其中最显著的变化就是身体活动迅速减少。目前，全球有1/4的成人身体活动不足，有3/4的青少年没有足够的身体活动，女性的身体活动不足程度高于男性。我国有超过半数的居民经常保持以坐或站立为主的身体活动方式，且久坐少动的生活方式不断增多。大量研究显示，缺乏身体活动已对人体健康产生严重危害。缺乏身体活动是全球第四位死亡危险因素，每年大约有320万死亡和3210万伤残归因于缺乏身体活动。而疾病负担的快速增加又导致各国医疗费用快速增长，给个体、家庭和社会带来巨大的经济负担。因此，促进身体活动是预防慢性病、降低疾病负担的重要措施。为此，2008年，世界卫生组织呼吁各成员国制订身体活动指南，帮助人们进行身体活动咨询和指导，以达到疾病预防和健康促进的目的。美国、法国、日本等很多国家都制订了指导本国居民身体活动的指南，为人群科学健身提供科学依据。为了指导成员国尽快实施行动并增加居民的身体活动水平，世界卫生组织于2018年6月发布了《身体活动全球行动计划（2018—2030）》，提出了全球促进身体活动的战略目标和行动措施。我国也结合本国实际情况，于2011年起草完成了《中国成人身体活动指南（试行）》，2017年发布了《中国儿童青少年身体活动指南》。《"健康中国2030"规划纲要》也将"提高全民身体素质，完善全民健身公共服务体系，广泛开展全民健身运动，加强体医融合和非医疗健康干预，促进重点人群体育活动"作为普及健康生活的重要内容。

第一节 身体活动概述

一、身体活动的定义

身体活动（Physical Activity，PA），也称作体力活动，是指骨骼肌收缩导致机体能量消耗增加的各种活动。人体通过能量的摄入和消耗来维持能量代谢的平衡。能量消耗主要包括基础代谢、身体活动和食物热效应三方面。其中，身体活动是可变性最大的部分，是影响能量代谢平衡状态的关键。身体活动的本质是肌肉收缩做功。肌肉收缩的直接能量来源是三磷酸腺苷（ATP）。进行身体活动时，人体的反应包括心跳和呼吸加快、循环血量增加、代谢和产热加速等，这些反应是身体活动产生健康效益的生理基础。

进行身体活动需要一定的体适能。体适能（Physical Fitness）是指人们拥有或获得的、与完成身体活动的能力相关的一组要素或特征。体适能反映了机体动用骨骼肌肉系统和心血管系统进行持续一定时间工作的能力。体适能既是身体活动的基础，也是身体活动健康效应的目的。

> 知识扩展 5-1
>
> **体适能**
>
> 体适能分为健康相关的体适能成分和技术相关的体适能成分。前者包括心血管耐受性、身体组成、肌肉力量、肌肉耐力、柔韧性等。心血管耐受性指持续体力活动中循环和呼吸系统能够供氧的能力；身体组成指相关的肌肉、脂肪、骨骼和其他身体的重要器官；肌肉力量指肌肉对抗阻力的能力；肌肉耐力指肌肉持续运动而不产生疲劳的能力；柔韧性指关节运动的有效范围。后者包括灵活性、协调性、平衡性、力量、反应时间、速度等。灵活性指快速准确改变身体空间位置的能力；协调性即应用感觉，如视觉和听觉共同协调身体完成流畅准确动作的能力；平衡性指在静止或运动中保持平衡的能力；力量指某个体完成工作的能力或效率；反应时间指受到刺激到开始反应之间的时间；速度指能够在短时间内运动的能力。体适能通过体格测量、身体密度测量、运动测试、肌肉力量和肌肉耐力测试、关节活动范围测试等而获得。

二、身体活动类型

（一）按生理功能和运动方式分类

1. 有氧活动（Aerobics Activity）。

有氧活动指运动的强度足以引起肌肉摄氧量显著增加的活动，主要是躯干、四肢等大肌肉群参与的，有节律，时间较长，能够维持在一个稳定状态的身体活动。这类活动需要氧气参与能量供应，以有氧代谢为主要供能途径，也称为耐力运动，如步行、慢跑、滑冰、游泳、骑自行车、跳健身舞、做韵律操等。有氧活动可促进心肺和代谢功能，降低血压和血糖，增加胰岛素的敏感性，提高骨密度，控制体重等。身体活动也可以是有氧运动水平以下并在正常静息状态以上，包含一到多个大肌群，持续但未引起肌肉摄氧量增加的活动。

2. 抗阻力活动（Resistance Training）

抗阻力活动也称强壮肌肉活动（Muscle Strengthening Activity），指肌肉对抗阻力的重复运动，具有保持或增强肌肉力量、体积和耐力的作用。抗阻力活动通常是大强度、短时间（以秒计）、只消耗收缩肌肉内能量、不取决于呼吸摄入量的活动，又称无氧运动（Anaerobic Activity），如举哑铃、俯卧撑、引体向上等。运动中用力肌群的能量主要靠无氧酵解供应，即利用磷酸肌酸（CP）的无氧分解和糖的无氧酵解生成乳酸、释放能量，再合成ATP，以供应能量代谢的需求。抗阻力活动一般为肌肉的强力收缩活动，因此不能维持一个稳定的状态。抗阻力活动主要具有对骨骼、关节和肌肉的强壮作用，同时也可改善心血管功能和血糖调节功能。对于老年人，可以延缓肌肉萎缩引起的力量降低的过程，对于预防跌倒有帮助。

3. 关节柔韧性活动（Flexibility Exercise）

关节柔韧性活动指通过躯体或四肢的伸展、屈曲和旋转，锻炼关节的柔韧性和灵活性的活动，也称作拉伸，如体操、芭蕾、划船器训练等。关节周围软组织具有黏滞弹性，表现为两个特点：一是非线性的应力应变关系，即在组织被牵拉时，应力逐渐增大，组织内被拉直的纤维数也逐渐增多，因而长度增长，并逐渐增大抗应变强度；二是蠕变，即在组织受牵拉后，保持应力不变，组织还可以继续缓慢地延伸。研究认为，长时间、中等力量的持续牵拉作用于软组织的黏性部分，当牵引力去除后，不完全恢复原长，可获得较好的持久延长效果。拉伸活动对心肺和肌肉骨骼系统的负荷小，能量消耗低，起到保持或增加关节的活动范围和灵活性的作用，有助于预防跌倒和外伤。

4. 身体平衡和协调性练习（Balance Training）

身体平衡和协调性练习指改善人体平衡和协调性的组合活动，可以改善人体运动能力、预防跌倒和外伤、提高生活质量，也称作神经肌肉训练。神经肌肉训练包括平衡性训练、灵活性训练和本体感觉训练等，如太极拳、普拉提和瑜伽等。身体平衡性训练对于摔倒危险性增加的老年人尤其重要。此外，还有核心稳定性练习。核心是指身体的中心部位，包括躯干及与之相连的四肢近端部分。核心稳定性是指四肢的运动和力量达到最佳的躯干位置和运动控制能力。核心稳定性练习可增加躯干和骨盆姿势肌的力量和耐力，以预防损伤，特别是预防下腰部损伤。

（二）根据人们日常生活分类

1. 职业性身体活动（Occupational Physical Activity）。

职业性身体活动指工作中的各种身体活动。因职业性质不同，工作中的各种身体活动消耗能量有较大差异。如办公室文字工作能量消耗较户外建筑低。

2. 交通往来身体活动（Transportation Physical Activity）。

交通往来身体活动指从家中前往工作、购物、游玩地点等往来途中的身体活动。采用的交通工具不同，身体消耗能量也不同。如步行、骑自行车的能量消耗较乘坐公共汽车、地铁或自驾车等高。

3. 家务性身体活动（Household Physical Activity）。

家务性身体活动即从事各种家务劳动时的活动。拖地、手洗衣物等能量消耗较做饭高。

4. 闲暇时间身体活动（Leisure-time Physical Activity）。

闲暇时间身体活动指职业、家务活动之余有计划、有目的进行的运动锻炼。运动锻炼是为了增进健康水平或增强体适能而进行的有计划、有组织、强度较大的重复性身体活动，即规律运动。

由于每个人的生活环境、喜好不同，人们身体活动的主要类型及各种类型的相对重要性都可能不同。这些不同类型的活动甚至可以融合起来，贯穿于日常生活，形成规律和习惯，如上班时快步走、不坐电梯、少乘几站车等，这类身体活动可称为生活方式运动（Lifestyle Exercise）。

三、身体活动的强度及其衡量

不同身体活动的能量消耗水平不同，需要用力的水平不同，这种现象用身体活动强度（Intensity）表示。身体活动强度是指单位时间内身体活动的能耗水平或对人体生理刺激的程度。身体活动强度可分为绝对强度和相对强度。

（一）绝对强度

绝对强度指身体活动的绝对物理负荷量，而不考虑个人生理的承受能力，又称物理强度。如有氧运动时，表现为单位时间能量消耗量。代谢当量（Metabolic Equivalent，MET）也称梅脱，是目前国际上反映身体活动绝对强度的常用单位。它指身体活动时的能量消耗与安静坐姿时的能量消耗之比，即相当于安静休息时身体活动的能量代谢水平。1梅脱相当于每公斤体重每分钟消耗3.5mL的氧，或每公斤体重每小时消耗1.05kcal（44kJ）能量的活动强度。表5-1显示了常见身体活动的代谢当量。

表5-1 常见身体活动的代谢当量

活动	性质	代谢当量	强度等级
步行	水平硬地面，<3km/h，散步，家中走动，很慢	2.0	低
	水平硬地面，4.8km/h	3.3	中等
	水平硬地面，5.6km/h，中慢速上楼	3.5	中等
	6.4km/h，0.5~7kg负重上楼	5.0	中等
	5.6km/h，上山；7.5~11kg负重上楼	6.0	高
跑步	走跑结合（慢跑小于10min）	6.0	高
	慢跑，一般	7.0	高
	9.6km/h（6.25min/km）	10.0	高
自行车	<16km/h，一般，休闲，上班，娱乐	4.0	中等
	16~19km/h，休闲，慢，轻度用力	6.0	高

续表5-1

活动	性质	代谢当量	强度等级
健身房锻炼	瑜伽	4.0	中等
	健美操，大强度，重度用力	8.0	高
职业活动	轻办公室工作（坐位）	1.5	低
	轻体力（站立）	2.5	低
	中重体力，站立	4.0	中
家庭活动	洗衣、挂晾、折叠	2.0	低
	做饭	2.5	低
	打扫卫生，一般用力	3.5	中
	和孩子游戏，中度用力（走/跑）	4.0	中

资料来源：陈君石，黄建始. 健康管理师［M］. 北京：中国协和医科大学出版社，2007。

（二）相对强度

相对强度考虑个体生理条件对某种身体活动的反应和耐受能力，常用衡量指标有最大心率百分比、最大耗氧量百分比和自我感知运动强度。

1. 最大耗氧量百分比（Maximal Volume of Oxygen Consumed Per Minute，VO_{2max}）。

最大耗氧量是机体在进行有大肌肉群参与的肌肉动力性收缩活动中，达到本人极限水平时的耗氧量。最大耗氧量也称为最大有氧功率和心肺耐力，由最大心排血量和最大动静脉血氧差决定。VO_{2max}可用开放式肺活量测量计测量，也可通过力竭运动试验推算。身体活动的实际耗氧量与最大耗氧量之比即为最大耗氧量百分比（$VO_{2max}\%$）。

2. 最大心率百分比。

心率与身体活动强度在一定范围内呈线性关系。当人体剧烈运动时，耗氧量和心率达到极限水平时的心率即为最大心率（Maximal Heart Rate，HR_{max}）。最大心率可以通过运动测试获得，也可以用公式进行估计：

$$最大心率 = 220 - 年龄$$

或更精确的估算公式：

$$最大心率 = 206.9 - 0.67 \times 年龄$$

身体活动中应达到的适宜心率称为靶心率（Target Heart Rate，THR），其与最大心率的百分比值即为最大心率百分比（$HR_{max}\%$）。目前推荐以最大心率百分比为60%和85%作为运动强度的有效界值和安全界值。监测靶心率一般采用中止运动后立即测10秒脉搏数，然后乘以6表示1分钟脉率。桡动脉、耳前动脉等是常用测脉率的部位。

3. 自我感知运动强度（Ratings of Perceived Exertion，RPE）。

自我感知运动强度是以受试者自我感觉来评价运动负荷的心理学指标，它以个体主观用力和疲劳感的程度来判断身体活动的强度。自我感知运动强度可通过0~10级RPE量表测量。其中，0级表示休息状态，1~2级为很弱或弱，3~4级为温和，5~6级为中等，7~8级为有疲惫感，9~10级为非常疲惫。对于老年人和体质较差者，自我感知运动强度比较方便实用，可以结合自己的体质和感觉来确定强度。

根据以上四种衡量指标，身体活动强度可进行分级比较，见表5-2。

表5-2 身体活动强度分级

运动强度	最大心率百分比（%）	自我感知运动强度（RPE）（10级）	代谢当量（MET）	最大耗氧量百分比（VO_{2max}%）
低强度	40~60	较轻，能说或唱，<3	<3	<40
中强度	60~70	稍累，能说，不能唱，3~4	3~6	40~60
高强度	71~85	累，不能说话，5~8	6~10	60~75
极高强度	>85	很累，不能说话，9~10	10~11	>75

四、身体活动总量

身体活动总量（Total Volume of Physical Activity）是一定时间内身体活动能量消耗的总体水平，是个体身体活动强度、频度和每次活动持续时间的综合度量，其数值等于上述三个变量的乘积。身体活动总量是决定健康效应的关键。国际上常采用梅脱·分钟（MET·min）或梅脱·小时（MET·h）作为度量单位。

身体活动强度见前文所述。频度（Frequency）指在一段时间内进行身体活动的次数，一般以周为单位。持续时间（Duration）指一次某种身体活动所持续的时间，包括维持一定强度或以一定节奏重复运动的时间，通常以分钟表示。一般来讲，几次至少10分钟的运动累加起来就构成了一天的运动时间。

评估一般人群的身体活动总量可用国际身体活动量表（长版和短版）或全球身体活动量表。如国际身体活动量表（短版）中，某一项身体活动的强度（MET值）都用这种类型活动的均值来表示。在分析中，步行为3.3MET，中等强度身体活动为4.0MET，高等强度身体活动为8.0MET，则步行活动总量=3.3×持续时间×频度，中等强度身体活动总量=4.0×持续时间×频度，高等强度身体活动总量=8.0×持续时间×频度，而身体活动总量等于三者之和。

身体活动水平分为四个等级。

1. 身体活动高度活跃（Highly Active，PA），满足以下标准的任何一项：①高等强度活动至少3天，累计至少1500MET·min/week；②至少7天，步行与中等强度和高等强度活动的组合，累计至少3000MET·min/week。

2. 身体活动中度活跃（Moderately Active，PA），满足以下标准的任何一项：①3天以上，高等强度身体活动至少20分钟；②5天以上，中等强度活动和（或）每天步行至少30分钟；③5天或以上，步行与中等强度和高等强度活动的组合，累计至少600MET·min/week。

3. 身体活动不足（Physical Inactivity），未达到以上标准的身体活动水平，都属于身体活动不足。

4. 静态行为（Sedentary Behavior），也称缺乏身体活动，指人一天坐着较长时间的行为，包括工作、学习和休闲所坐的时间。通常指一周中没有任何的中等强度或高强度身体活动。静态行为包括屏前静态行为、社交性静态行为、交通性静态行为和其他静态行为。静态行为与超重、肥胖、心脑血管疾病、肿瘤、骨密度、精神健康等相关。静态行为的时间越长，对健康影响越大。由于静态行为与身体活动对健康的影响是独立存在的，并非此消彼长的关系，因此，即使身体活动达到活跃水平，也应该尽量减少静态行为，以产生更多的健康效益。

第二节　身体活动与健康

一、身体活动的健康效应

身体活动的健康效应取决于它的类型、强度、时间、频率和总量，有赖于长期坚持。规律的身体活动的健康效益包括：帮助构建健康的骨骼、肌肉和关节及其健康的维持；帮助控制体重；减少腰痛发生的危险；有助于控制疼痛，如腰背或膝关节疼痛；帮助预防和控制危险行为，特别是在青少年中预防健康危险行为；改善心理上的自我感觉，缓解紧张、焦虑、抑郁及孤独的感觉；降低发生心脏病、结肠癌、2型糖尿病的风险；帮助预防和缓解高血压；减少过早死亡的危险；减少心脏病或脑卒中死亡的危险等。规律的身体活动因对上述健康问题的预防和控制而带来重要的社会及经济效益。

不同的运动强度带来不同的健康效益。<3MET的身体活动，可增加能量消耗，有助于控制体重；3～6MET的身体活动，可降低慢性病的风险和病死率；≥7MET的身体活动，具有更强的健康效益（对个体身体条件要求较高）。每周150分钟中等强度或75分钟高强度，即每周8～10梅脱·小时的身体活动总量的健康效应包括：增进心肺功能；降低血压和血糖；增加胰岛素的敏感性；改善血脂；调节内分泌系统；提高骨密度；保持或增加瘦体重，减少体内脂肪蓄积，控制不健康的体重增加；缓解焦虑和抑郁症状，延缓老年人认知功能的下降。这些作用的长期结果可以使冠心病、脑卒中、2型糖尿病、乳腺癌和结肠癌的发病风险降低20%～30%，有助于延长寿命，预防高血压、骨质疏松、肥胖和抑郁，改善骨关节功能，缓解疼痛。身体活动量增加到每周300分钟中等强度或150分钟高强度（总量16～20梅脱·小时），可以获得更多的健康效益。

总体上，平常缺乏身体活动的人，如果能够每周参加3次以上中等强度的身体活动，其健康状况和生活质量都可以得到改善；强度较小的身体活动也有促进健康的作用，但产生的效益相对有限；适度增加身体活动量（时间、频度、强度）可以获得更大的健康效益；不同的身体活动类型、时间、强度、频度和总量促进健康的作用不同。

二、关于身体活动健康的全球建议

世界卫生组织2010年发布了《关于身体活动有益健康的全球建议》，给不同年龄段人群推荐了身体活动量。

（一）5～17岁年龄组推荐身体活动量

5～17岁儿童青少年应每天累计至少60分钟中等到高强度身体活动。大于60分钟的身体活动可以提供更多的健康效益。大多数日常身体活动应该是有氧活动。同时，每周至少应进行3次高强度身体活动,包括强健肌肉和骨骼的活动等。对于该年龄组的儿童青少年,身体活动包括家庭、学校和社区环境内的游戏、体育运动、交通往来、娱乐、体育课或有计划的锻炼等。儿童青少年的身体活动可增进其心肺功能、肌肉和骨骼健康,减少慢性非传染性疾病风险。

(二)18~64岁年龄组身体活动推荐

18~64岁成人每周至少进行150分钟中等强度有氧身体活动,或每周至少75分钟高强度有氧身体活动,或中等和高强度两种活动相当量的组合。有氧活动应该每次至少持续10分钟。为获得更多的健康效益,成人应增加有氧身体活动,达到每周300分钟中等强度或每周150分钟高强度的有氧身体活动,或中等和高强度两种活动相当量的组合。每周至少应有2天进行大肉肌群参与的强壮肌肉活动。

以上建议也适用于该年龄组人群中高血压、糖尿病等不影响活动的慢性非传染性疾病患者。孕妇、产后妇女和曾发生心血管事件者,在计划达到该年龄组建议身体活动量前,需要采取特别的预防措施并寻求医学咨询。成人的身体活动包括日常生活以及家庭、社区中的休闲时间活动,交通往来,职业活动,家务劳动,体育运动或有计划的锻炼等,可增进心肺功能、肌肉和骨骼健康,减少慢性非传染性疾病和抑郁的风险。

(三)65岁及以上年龄组身体活动推荐

老年人应每周至少完成150分钟中等强度的有氧身体活动,或每周至少75分钟高强度的有氧身体活动,或中等和高强度两种活动相当量的组合。有氧活动应该每次至少持续10分钟。为获得更多的健康效益,该年龄段的老年人应增加有氧身体活动量,达到每周300分钟中等强度或每周150分钟高强度的有氧身体活动,或中等和高强度两种活动相当量的组合。活动能力较差的老年人每周至少应有3天进行增强平衡能力和预防跌倒的活动。每周至少应有2天进行大肌群参与的增强肌肉力量的活动。由于健康原因不能完成所建议身体活动量的老年人,应在能力和条件允许范围内尽量多活动。老年人身体活动包括在日常生活以及家庭和社区中的休闲时间活动,交通往来,职业活动,家务劳动,体育运动或有计划的锻炼等,可增进心肺功能,肌肉、骨骼和功能性健康,减少慢性非传染性疾病、抑郁和认知功能下降等风险。

三、中国成人身体活动推荐量

2010年《中国成人身体活动指南(试行)》给出了有益健康的身体活动推荐量。合理选择有益健康的身体活动量,需遵循四个原则:动则有益、贵在坚持、多动更好、适度量力。具体包括:

(一)每日进行6~10千步当量身体活动

成人每日身体活动量总量应达到6~10千步当量,其中至少应有4~6千步当量中等强度有氧运动。各种身体活动的能量消耗都可用千步当量数结合体重和活动时间来计算。千步活动量相当于以4千米/小时的速度步行1千步(约10分钟)的活动量。1千步当量身体活动约消耗22kJ/kg体重(0.525kcal/kg体重)。完成相当于1千步活动量的各种活动时间见表5-3。

表 5-3 完成相当于 1 千步活动量的各种活动时间

活动项目		千步活动量时间（min）
步行	3 千米/小时，慢速，水平硬表面	20
	4 千米/小时，水平硬表面；下楼；下山	10
	4.8 千米/小时，水平硬表面	9
	5.6 千米/小时，水平硬表面；中慢速上楼	7
	6.4 千米/小时，水平硬表面；0.5~7 千克负重上楼	5
	5.6 千米/小时，上山；7.5~11 千克负重上楼	4
自行车	<12 千米/小时	10
	12~16 千米/小时	7
	>16 千米/小时	4
家居活动	洗盘子、熨烫衣物	15
	做饭或准备食物、走动、看孩子（轻度用力，坐位）	13
	擦窗户	11
	整理床铺、搬桌椅	10
	手洗衣服	9
	扫地、扫院子、拖地板、吸尘	8
	和孩子游戏，中度用力（走/跑）	7
文娱体育	柔软活动（压腿、拉韧带）	13
	跳舞，慢（如华尔兹、狐步舞、慢速舞蹈）以及排球练习	10
	早操、太极拳	8
	伸展、瑜伽、乒乓球练习、踩水（中等用力）	7
	健身操、家庭锻炼（轻或中等强度）、上下楼、爬绳、羽毛球练习、高尔夫球	6
	网球	5
	一般健身房运动、集体舞（骑兵舞、邀请舞）、起蹲	4
	走跑结合（慢跑少于 10min）、篮球练习	4
	慢跑（一般）、足球练习、轮滑旱冰	3
	跑（8 千米/小时）、跳绳（慢）、游泳、滑冰	3
	跑（9.6 千米/小时）、跳绳（中速）	2

资料来源：国家卫生计生委疾控局，全国爱卫会办公室，中国疾病预防控制中心. 身体活动技术方案 [EB/OL]. http://www.chinacdc.cn/jiankang121/flfg/wbzl/201603/t20160301_127677.html。

（二）经常进行中等强度有氧运动

选择适合个人体质的运动时间和强度。中等强度有氧运动以每天进行、坚持不懈为佳。如个人或环境条件有限，可以有间断，但不应超过 2 天，每周达到 5~7 天。如进行高强度锻炼，频度可以更低些，建议每周至少 3 天。进行中等强度活动时，启动身体反应包括心跳、呼吸加快，循环血量增加，代谢加速，产热增加等需要 5~10 分钟。因此，每次活动至少应达到 10 分钟，才能更有效地产生健康效益。建议每次活动时间应达到 10 分钟以上，每天活动的总时间可以累计。

（三）积极参加各种体育和娱乐活动

在身体活动过程中，融入更多娱乐和文化的内容，以增进人们对身体活动的兴趣。

（四）维持和提高肌肉关节功能

活动可分为两类：一类为针对基本运动功能的练习，如抗阻力活动、关节柔韧性活动等；另一类为结合日常生活活动所设计的功能练习，如上下台阶、步行、前后蹲步、拎抬重物、伸够高物、蹲起、坐起、弯腰、转体、踮脚伸颈望远等。体操或舞蹈练习也有锻炼肌肉和关节的作用。身体活动中肌肉对抗的阻力大小不同，可重复的收缩次数不同，负荷强度也不同。适宜健康成人的阻力负荷应能重复8~20次，可根据个人体质情况选择。同一组肌肉高负荷的抗阻力活动不宜连续进行2天。建议每周2或3次，隔日进行。抗阻力活动也可按千步当量计算，20分钟中低负荷的抗阻力活动相当于1~3千步当量。

（五）日常生活"少静多动"

在日常生活和工作中应尽可能保持较多的身体活动。不强调一定要达到中等强度，也不要求每次至少持续10分钟时间。所有活动的千步当量数可以累加计算总的活动量。

（六）适宜安排每日身体活动量

每天6千步~1万步是针对全人群的推荐活动量。可根据个人健康、体质、能力等条件，维持一个适合个体的活动量水平。当活动量目标低时，应以有氧运动为主；当活动量目标高时，才有可能进行更多类型的活动。

四、中国儿童青少年身体活动推荐量

许多成年期疾病尤其是慢性非传染性疾病，都与儿童青少年期间包括身体活动不足在内的各种不良生活方式有关。2017年《中国儿童青少年身体活动指南》为6~17岁身体健康的儿童青少年提出了身体活动建议。身体活动可促进儿童青少年身体健康，包括改善身体成分，提高心肺耐力，促进心血管健康和代谢健康，改善骨骼、肌肉和关节的健康。同时，身体活动有益于儿童青少年的心理健康，有助于其认知发展和学业成绩提高，以及提高其社交技能。要关注久坐行为（主要是屏前久坐）对儿童青少年健康的影响。研究显示：久坐行为与儿童青少年超重/肥胖相关，而超重/肥胖的增加与儿童期2型糖尿病、高血压、哮喘、心血管疾病及其他疾病发病率上升有关；久坐行为导致运动能力下降，体适能差；久坐行为还与较差的社会适应性、较弱的自尊以及反社会行为和较差的学业成绩有关。

基于此，儿童青少年身体活动推荐包括两个方面：第一，促进身体活动。每天累计≥60分钟的中、高强度身体活动（大多数为有氧身体活动），包含每周≥3天有高强度身体活动和增强肌肉力量、骨健康的抗阻力活动。第二，减少久坐行为。每天屏幕时间限制在2小时内，减少因课业任务持续久坐行为，课间休息时应进行适当的身体活动。

对于缺乏身体活动的儿童青少年，建议采取渐进式方法逐步增加身体活动量和身体活动强度，即从较小活动量、低强度开始，逐渐增加持续时间、频率和强度，最终达到推荐水平。对于目前身体活动不足的儿童青少年，即使开始阶段身体活动尚未达到推荐量，也会给身体健康带来益处。

五、运动伤害

运动伤害（Sport Related Injuries）指身体活动中或活动后发生的疾病，通常包括两大类：一是运动诱发或导致的非损伤型病症，如诱发高血压脑病、中风、心肌梗死等，导致感染性疾病、胃肠功能紊乱、运动性哮喘等；二是运动引发的运动损伤，最常见的是外伤和急性心血管事件。运动本身可以是造成伤害的一个诱发因素，也可以是直接的致病因素。在身体活动时发生的外伤并不总是身体活动导致的，身体活动水平较低也是肌肉骨骼损伤和突发性不良心脏事件重要的危险因素之一。

心血管功能正常的个体进行中等强度身体活动一般不会增加心血管事件的风险。研究显示，经常锻炼者心血管事件的发生率为每小时 5/100 万人，而久坐不动者的发生率为每小时 18/100 万人。经常运动者发生猝死的主要原因是遗传性心脏病或先天性心脏病。

进行身体活动前需制订适合自己的活动计划，同时活动中加强管理和及时采取措施控制风险，预防伤害。平常很少活动的人、中老年人、心血管疾病患者和有潜在疾病的个体，在开始锻炼和增加活动量之前，进行必要的健康筛查和运动风险评估，将有助于降低发生运动伤害的风险。所有人群在进行运动前，要做准备活动，如太极拳、保健操、行走、慢跑等。其目的是提高体温，使心率逐渐加快，避免因心率骤然加快而增加心脏负担，减少运动后肌肉酸痛或肌肉僵硬的发生。准备活动包括热身活动和拉伸活动。热身活动包括 5~10 分钟的低强度到中等强度的有氧运动和肌肉耐力活动，之后进行至少 10 分钟拉伸活动。在运动结束后，要做整理活动，如慢跑、慢走、伸展体操、自我按摩等。其目的是使运动强度逐渐降低，使机体的心率和血压逐渐恢复到正常水平，防止骤然停止运动引起晕厥，同时消除在较剧烈运动中肌肉所产生的代谢产物。整理活动包括 5~10 分钟的低强度到中等强度的有氧运动和肌肉耐力活动，之后做至少 10 分钟拉伸活动。开展身体活动的场所应确保安全，并根据不同运动穿戴防护用具，以降低伤害发生风险。运动中不适症状和意外的预防、自我监测和处理见表 5-4。

表 5-4　运动中不适症状和意外的预防、自我监测和处理

不适症状和意外	可能原因	处理
胸部、上肢、颌骨或颈部疼痛、不适或沉重感	心绞痛	坐下休息，服药，持续 20 分钟不缓解则就医
脉搏不规律	心律失常	就医
脉搏达到或超过自己目标心率的上限，停止运动后心率仍高	运动过度	测量脉率，减少运动量
头晕、头痛、冷汗、迷糊、不协调、面色苍白或晕厥	脑供血不足	停止运动，躺平抬高足部
呼吸急促、困难或恶心、呕吐	运动强度大或突然停止运动，消化道供血不足	减少运动持续时间，降低运动强度
运动后 24 小时仍感疲劳、睡眠困难	运动量大	减少运动量
小腿前侧或沿胫骨出现疼痛、运动时腓肠肌疼痛或痉挛、脚踝部位疼痛	下肢循环不好、肌肉炎症	避免在水泥地上运动，穿软厚底鞋或加厚软鞋垫，持续痉挛则就医

续表5-4

不适症状和意外	可能原因	处理
两肋胀痛	膈肌或呼吸肌痉挛	往前倾斜坐,并揉两肋部
上、下肢或髋部肌肉疼痛或痉挛	未做充分的准备活动	伸展痉挛肌肉、按摩、洗热水浴
髋部、膝关节、踝关节、肩关节等的炎症或痛风发作	关节活动强度过大	休息,就医,改变运动方式和穿运动鞋,从低强度运动开始

知识扩展5-2

运动相关误区

为了避免运动伤害,应该避免运动相关误区。这些误区可分为如下四类。

* 运动观念的误区:强度大、活动量大的运动效果一定就好;晨练越早越好;高温、高湿、低温环境中锻炼;饭后立即散步;多运动,减得快;锻炼一旦停下来就会发胖;体力劳动者不需要体育锻炼;身体没病就不用锻炼;年轻人不用锻炼;睡眠不好的人不适合锻炼等。

* 运动前误区:忽视准备活动;早起到树丛中锻炼,或到果园里练气功;空腹运动有益健康等。

* 运动中误区:运动时间越长越好,运动越多越好;运动锻炼不用医学监督等。

* 运动后误区:运动后不做整理活动;运动后大量饮水;运动后立即洗热水澡;剧烈运动之后立刻喝啤酒或清凉的含糖饮料以解渴和散热;大量进食,以补充运动中的消耗等。

第三节　个体身体活动指导

一、运动前风险评估

规律的身体活动可带来很多健康益处,但也存在运动伤害。因此,在参加运动前,需要对参与者进行运动前风险评估。评估内容包括个人健康状况、危险因素、个体身体活动情况、运动环境以及用药情况等。即通过收集病史、症状、体征等信息进行筛查,对个体健康状况做出基本判断。必要时进行有关医学检查。风险评估用以决定个体身体活动或运动项目是否需要在必要的医学检查和医学监督下开展,以及是否需要进行运动测试等。风险评估包括自我评估和专业评估。

（一）自我评估

当没有运动/健康专业人士监督时,通过自我评估可帮助个体初步判断是否可以开始运动锻炼。最常用的自我评估方法是填写身体活动准备问卷（Physical Activity Readiness Questionnaire,PAR-Q）（表5-5）。根据指定问题的回答情况决定运动前是否需要征求医生的意见,其结果判断包括:①如果对一个或更多问题回答"是",在开始更多身体活动或接受体适能评估以前,需咨询医生,告诉医生填写的这个问卷以及对哪些问题回答了"是",告诉医生希望参与的活动,听从医生的建议。②如果对所有问题回答的都是"否",能开始更多的运动,但要缓慢开始并循序渐进。参加一次体适能评估,确定基础体适能,并帮助确定最适宜的运动类型。强烈建议测量血压,如果读数超过了144/94mmHg,那么在开始比以前更频繁的活动前请咨询医生。如果由于暂时的疾病如感冒而感觉不适,等到感觉良好后再开始运动。如果已经或者可能怀孕,在开始积极运动之前,请咨询医生。③如果健康状况发生了改变,以至于以上任何一个问题回答了"是",请及时告知运动指导员或医生,询问是否需要调整身体活动计划。

表5-5 身体活动准备问卷

规律的身体活动可以促进健康并使人愉悦。对于大多数人来说,身体活动是安全的,但对于有些人来说,在明显增加体力活动之前应该征求医生的意见。如果你想比以前更勤于运动,请从回答以下7个问题开始。如果你的年龄在15～69岁之间,该表可以告诉你在开始运动前是否需要征求医生的意见。如果你超过了69岁,而且你以前不怎么活动,请直接征求医生的意见。		
问题	是	否
1. 医生是否告诉过你患有心脏病并且仅能参加医生推荐的身体活动		
2. 当你进行身体活动时,是否感觉胸痛		
3. 自上个月以来,你是否在没做身体活动时也感觉胸痛		
4. 你是否曾经因为头晕跌倒过,或者曾经失去知觉		
5. 你是否有随身体活动变化而加重的骨或关节问题(如背部、膝关节或臀部等)		
6. 近来医生是否因为你的血压或心脏问题给你开药		
7. 你是否知道一些你不应该进行身体活动的其他原因		

(二)专业评估

专业评估是由通过培训的专业(运动/健康/体适能)人员对心血管疾病危险因素及症状或体征进行的评估,用以决定个体身体活动是否需要在必要的医学检查和医学监督下开展,以及是否需要进行运动测试。通过分析某个体的健康信息,对个体进行危险分层,分层的依据包括:①是否存在已知的心血管疾病、呼吸系统疾病和(或)代谢性疾病。心血管疾病包括心脏、外周动脉或脑血管疾病;呼吸系统疾病包括慢性阻塞性肺病、哮喘、间质性肺病或囊性纤维化;代谢性疾病包括糖尿病(1型或2型)、甲状腺异常和肾脏或肝脏疾病。②是否存在心血管疾病、呼吸系统疾病和(或)代谢性疾病的症状或体征。这些症状或体征包括可能由局部缺血引起的胸部、颈部、臂部或其他部位的疼痛、不舒服(或其他类似于心绞痛的感觉),休息或轻微用力时气短,头晕眼花或晕厥,端坐呼吸或夜间阵发性呼吸困难,踝部水肿,心悸或心动过速,间歇性跛行,已知的心脏杂音,平常活动时异常的疲劳或气短。③是否存在心血管疾病的危险因素,主要包括年龄(男性≥45岁,女性≥55岁)、家族史(心肌梗死,冠脉血管重建,父亲或其他男性一级亲属在55岁以前突然死亡,母亲或其他女性一级亲属在65岁以前突然死亡）、高血压、血脂异常、空腹血糖受损、肥胖症、静坐少动生活方式等。表5-6显示了基于危险分层的医学检查和运动测试建议。

表5-6 基于危险分层的医学检查和运动测试建议

项目	危险分层		
	低危	中危	高危
特征	没有疾病、症状、体征，危险因素≤1个	没有疾病、症状、体征，危险因素≥2个	有已知疾病，有症状、体征
医学检查	中等强度身体活动：不必要 高强度身体活动：不必要*	中等强度身体活动：不必要 高强度身体活动：推荐**	中等强度身体活动：推荐 高强度身体活动：推荐
运动测试	不必要	推荐	推荐

* 不必要：反映医学检查或测试不是运动前筛查必需的，但并不意味着做这些是不合适的。
** 推荐：医师必须做好跟进工作并能及时到达现场处理有关情况。
资料来源：傅华．预防医学［M］．7版．北京：人民卫生出版社，2018．

对于一些患病人群，其运动风险可能比运动益处更高，对其进行身体活动指导时，应严格听取医生的意见。绝对运动高风险包括近期出现过急性心肌梗死、心绞痛不稳定、心动过速及其他危险的心律不正常、壁间主动脉瘤、急性充血性心力衰竭、严重主动脉瓣狭窄、自发性或疑似心肌炎或心包炎、血栓性静脉炎或心内血栓、近期出现系统性或肺部栓子、急性感染。相对运动高风险包括未治愈或不受控制的严重高血压、中度主动脉瓣狭窄、室上性心律失常、心室动脉瘤、经常性或复合性心室异位、心肌病、不受控制的新陈代谢疾病（糖尿病、甲状腺疾病等）或不正常电解质水平、慢性或复发性传染病、运动后恶化的神经肌肉性、肌骨性或类风湿性疾病、妊娠期间出现并发症危险。

二、个人身体活动能力和体质评估

体质评估常用指标有身高、体重、体质指数、身体成分、躯干和肢体围度等；身体功能（如心肺功能、消化功能）评估常用指标有心率、血压、肺活量、台阶试验、最大心率、最大摄氧量等；人体基本活动能力（如力量、耐力、灵敏度、柔韧性、协调能力）评估常用指标有坐位体前驱、握力、纵跳、闭眼单足立、俯卧撑、一分钟仰卧起坐、10米×4往返跑等；其他评估指标有心理健康、自然社会环境适应能力等。

此外，还要收集运动史等信息，包括目前身体活动量，喜欢单独运动还是和他人一起运动，喜欢在室内还是户外进行锻炼，喜欢运动时有人指导还是完全靠自己，在每日日程中什么时间安排运动锻炼，喜欢什么类型的运动等。

知识扩展 5-3

身体活动能力检测

身体活动能力检测一般包括心血管和呼吸机能、肌肉力量和耐力、关节或柔韧性检测。心血管机能检测主要采用定量运动负荷试验,其按使用器具可分为台阶试验、功率自行车试验和跑台试验,按终止运动试验的运动强度分为极量运动试验、亚极量运动试验、症状限制性运动试验、低水平运动试验,按运动程序分为单极负荷试验、多级负荷试验。此外,还有1公里走和12分钟跑等。呼吸机能检测常用5次肺活量试验和屏息试验。肌肉力量和耐力,前者指肌肉紧张或收缩时所表现的一种能力,后者指肌肉重复收缩时的耐疲劳能力。肌肉力量和耐力检测包括等长肌力检测(如握力测量)、等张肌力检测(如仰卧推举)和等速肌力检测。关节活动度检测主要采用量角器检测,不同关节有一定的活动幅度范围,如肩前屈180度。整体柔韧性检测主要有躯干柔韧度检测(如坐位体前屈)和肩部柔韧性测试(如摸背法)等。

在身体活动计划的实施过程中,运动者的体适能和健康状况可能发生变化。通过定期体检和测试可以检查运动者的身体活动计划是否需要变更。

三、身体活动的心理准备

在适宜开展更多身体活动的人群中,并不是每个人都可以马上改变原来静止不动的生活方式,或愿意改变原有的生活方式,或维持已改变的生活方式。其原因是没有做好心理准备,缺乏开展规律运动锻炼的动机。动机是一种引起一个或多个行动的精神状态(如情感、感觉、渴望、理念或理解等,或心理学、生理学的神经活动过程)。有效的动机来自身体内部,如"进行运动,可以使自己更好看"。激发动机就是要消除障碍,如"我知道运动的好处,但我没有时间"。激发动机的有效方法可依据 Prochaska、DiClemente 和 Norcorss 提出的行为改变阶段模式。

(一)确定运动阶段

请被评估者对以下四个问题回答是或否:①我目前正在进行体育运动;②我将在接下来的6个月内更加注重身体活动(每天至少运动30分钟,每周至少5天,如每天连续步行30分钟或每天步行3次,每次10分钟);③我目前正在参加有规律的运动;④我参加有规律的运动已经6个月了。根据上述四个问题的回答,可确定被评估者运动锻炼这一行为所处阶段(表5-7)。

表5-7 确定运动阶段

阶段	问题1	问题2	问题3	问题4
无打算阶段	否	否	—	—
打算阶段	否	是	—	—
准备阶段	是	—	否	—
行动阶段	是	—	是	否
维持阶段	是	—	是	是

（二）激发动机

处于不同阶段的人均存在形成运动动机的障碍，需要帮助其激发运动动机，最终养成规律运动的习惯（表5-8）。

表5-8 不同运动阶段的动机激发要素

阶段	激发要素
无打算阶段	增强运动锻炼的自我责任感，发现进行运动锻炼的有利条件，发掘运动锻炼对实现自我价值的作用，传播运动锻炼的健康效益。
打算阶段	肯定想要积极运动的想法，了解想要锻炼的原因并补充需要锻炼的原因，识别进行运动锻炼可能遇到的困难并提出对策。
准备阶段	做出运动锻炼的承诺，寻求来自各方面的精神、时间、财务支持，评估运动锻炼的自信心，确定身体活动目标和计划。
行动阶段	鼓励按计划开展运动，发现运动中遇到的困难并提出对策，体验运动锻炼带来的回报。
维持阶段	鼓励坚持6个月，发现运动中遇到的困难并提出对策，体验运动锻炼带来的回报，制订新的身体活动目标和计划，增加对各方面支持的利用。

四、制订个人身体活动目标和计划

（一）基本原则

任何身体活动计划应既产生健康效益，又要避免运动伤害，故需要遵循运动锻炼的基本原则。

1. 运动效果的特异性原则：承受负荷刺激的组织、器官或系统会重塑其形态结构和功能以适应特定的功能需求。不同的身体活动类型或同一身体活动类型的不同项目对身体结构和功能的影响都不同。如游泳对提高上肢柔韧性的效果很好，但对提高下肢柔韧性和脊椎骨密度的效果较小。因此，制订个体身体活动计划时必须选用恰当的活动方案，以满足特定的功能需求和运动目的。

2. 超负荷原则：超负荷指运动负荷应超过日常习惯和适应的负荷水平，但不超过个人所能承受的最大负荷。可耐受的负荷刺激会引发应激，打破机体原有的稳态水平，造成生理疲劳，随后超量恢复。经过重复应激-恢复后可刺激机体在更高水平达到新的稳态水平，最终承受相同负荷后应激反应降低，呈现适应性改变。根据此原则，身体活动计划应选择适当的运动强度、时间和频率。

3. 循序渐进原则：为确保安全，超负荷需要量力而行、循序渐进，逐步形成生理和心理的适应。循序渐进包括运动负荷逐步增加，每一次运动锻炼由准备活动逐步过渡到基本内容练习以及运动技能学习由简到繁、由易到难。

4. 运动效果的可逆性原则：身体对锻炼的适应性变化在停止运动后，会逐步消退到运动前的水平。如力量训练适应后停止运动数周，肌肉力量和耐力即会降低。此原则意味着要想取得持续的健康效益，需坚持不懈地运动锻炼。

5. 运动效果的个体差异原则：由于运动者的身体机能、体质状况、易感基因等不同，不同个体对相同刺激的反应敏感性存在差异。因此，身体活动计划要有个体特征，并根据运动时的身体反应做出相应调整。

6. 运动效果的封顶原则：身体活动水平与健康效益不是线性关系。开始身体活动水平低的人，运动后获益大；随着身体活动水平提高，健康效益增加减少。对于一般健身者，不宜过分追求高的身体活动强度和身体活动量。即使高水平运动员，也需要进行周期性训练，以降低运动风险。

（二）身体活动目标量的确定

身体活动目标量的确定遵循 FITT 原则，即确定身体活动的频度（Frequency）、强度（Intensity）、时间（Time）和类型（Type）。FITT 取决于个体的特点和目标，需要根据个体的反应、需要、限制、运动适应性以及运动目标调整。个体身体活动以有氧耐力运动为主，结合抗阻力活动、关节柔韧性活动和日常生活中的多种身体活动。有氧耐力运动应达到相对强度中等或以上，通常以一周为单位进行累计。强度大的活动，累计时间可短，频度可低；强度小的活动，累计时间应长，频度要高。

每一类活动都应根据个体体能、健康情况、年龄、运动训练目标制订计划，逐步达到活动目标，每次增加运动量时重点增加一项参数（频率、时间或强度）。如耐力运动，开始阶段的 4~6 周，健康情况差者 6~10 周内，运动强度低于目标运动强度。开始运动时间至少 10~15 分钟，以后逐渐增加。适应阶段中，运动强度在 2~3 周内逐渐达到目标水平。健康情况差者适当延长。采用间歇有氧运动，逐渐发展到持续的有氧运动。在维持阶段，运动负荷不变，可增加有兴趣的体育活动。

知识扩展 5-4

从少动者到规律运动者

从少动者到规律运动者，需要一个长时间训练和适应的过程。Steven Jonas 设计了计划性运动训练方案，该方案分为四个阶段：第一阶段，耗时 13 周。第 1~2 周，运动 3 天，每天 10 分钟，每周 30 分钟，日常步行；第 3~4 周，运动 3 天，每天 20 分钟，每周 60 分钟，日常步行；第 5~6 周，运动 3 天，每周 60 分钟，快速步行；第 7~8 周，运动 3 天，每周 70 分钟，快速步行；第 9 周，运动 3 天，每周 60 分钟，按要求速度步行；第 10 周，运动 3 天，每周 70 分钟，按要求速度步行；第 11~12 周，运动 3 天，每周 80 分钟，按要求速度步行；第 13 周，运动 3 天，每周 90 分钟，按要求速度步行。第二阶段，耗时 13 周。第 1 周，休息；第 2 周，运动 3 天，每周 60 分钟；第 3~7 周，运动 4 天，每周增加 10 分钟，每周从 70 分钟增至 110 分钟；第 8~10 周，运动 4 天，每周 120 分钟；第 11~13 周，运动 5 天，每天 30 分钟，每周 150 分钟。第三阶段的目标是发展至更高一级运动水平，每周运动 4 天，在 13 周内每周运动时间由 150 分钟逐步增加至 180 分钟。第四阶段是参加竞赛的水平，每周运动 5 天，在 13 周内每周运动时间由 180 分钟逐步增加至 240 分钟。

（三）各类型身体活动的计划

1. 有氧耐力运动。

根据动作的节律性，有氧耐力运动可分为周期性有氧耐力运动和非周期性有氧耐力运动，前者有步行、慢跑、游泳等，后者有球类运动。根据运动时对骨关节的作用力，有氧耐力运动可分为三类：①低冲力性项目，如步行、骑车等；②中等冲力性项目，如乒乓球、网球等；③高冲力性项目，如跑步、篮球、跳绳等。根据运动时骨骼是否承受身体重量，有氧耐力运动可分为负重运动和非负重运动，前者有慢跑，后者有骑车。

有氧耐力运动强度一般应在 60%～85% HRR_{max}，对于心肺功能水平低者，20% HRR_{max} 也能起到锻炼心肺功能的作用。时间每天 20～60 分钟，以 10 分钟分段累计（如走路的有效步数）。频度为 3～7 天。中等强度每次运动 30～60 分钟，每周 5～7 天。高强度每次运动 20～30 分钟，每周至少 3 天。中等强度和高强度结合，每周 3～5 天。每周增加进度一般不超过 20%，最终达到能够连续完成 20～30 分钟中等到高强度运动。先增加时间和频度，适应以后再逐渐增加强度，增加量不超过 5% HRR_{max}。

以能量消耗衡量，每次运动以 150～400kcal 为宜，每周累计 1000kcal。如果以控制体重为目的，每周能量消耗应超过 2000kcal。应用心率控制运动量，应注意用药情况，特别是对心率有影响的药物，以 RPE 量表等指标综合判断运动强度。

2. 抗阻力训练。

抗阻力训练指针对髋、大腿、小腿、腰背、胸、肩、臂和腹部肌肉的训练。抗阻力训练的原则是同时应用向心肌肉活动和离心肌肉活动；既进行单关节运动，又进行多关节运动；先做大肌群运动，后做小肌群运动；先做多关节运动，后做单关节运动；先做高强度运动，后做低强度运动。负荷量：每节训练完成 8～12 次重复动作，1 分钟完成，每组肌肉训练重复 2 或 3 次，每次至少完成 3～5 组肌肉训练，组间休息 1～2 分钟。同一组肌肉训练隔日进行，每周训练 2 或 3 次。肌力训练强度难以严格定量，因个体不同而有差异。肌力训练强度可以根据负荷重量、重复次数、重复动作的速度或时间、在负重或抗阻力位置维持肌肉张力的时间确定。肌力训练避免憋气动作，保持节律呼吸。各类抗阻力训练的肌群见表 5-9。

表 5-9 各类抗阻力训练的肌群

运动项目	训练肌群	运动项目	训练肌群
胸前推举哑铃	胸大肌	蹬腿	股四头肌、腘绳肌、臀部肌肉
手持哑铃滑动手臂、弯腰	肩关节和上背部	屈腿	腘绳肌
手持哑铃屈肘	肱二头肌	卧推	胸部、手臂、肩部和上部躯干肌肉
肘伸展	肱三头肌	提踵	小腿三头肌
踝负重、坐位伸膝	股四头肌	下蹲	股四头肌和臀肌

3. 柔韧性训练

如果运动者关节本身没有活动障碍，影响柔韧性的主要是肌肉的延展性。可通过身体不同部位的伸展运动，增加柔韧性。伸展运动主要包括肩部伸展、坐姿扭转、立姿扭转、体侧伸展、头部伸展、下背伸展、手臂伸展、前分腿与侧分腿伸展、股后肌群伸展、小腿伸展、股四头肌伸展以及其他伸展运动等。柔韧性训练有静力拉伸、本体感觉神经肌肉促进技术拉伸、动力性拉伸和冲击性拉伸。一般健身主要采用静力拉伸，缓慢、有控制地展开或屈曲肢体或躯干，训练者感到局部受到牵拉时的负荷，即为合适的负荷，维持最大伸展或屈曲位置15~30秒，重复2~4次，训练总时间10~20分钟。柔韧性训练最好每天锻炼1次，如果时间不允许，每周至少2或3次。柔韧性训练宜在中低强度有氧准备活动后或在整理活动时体温轻度升高的状态下进行。准备活动一般选用大幅度动力拉伸。运动后整理活动多选用静力拉伸或本体感觉神经肌肉促进技术拉伸。特别是当肌肉力量和爆发力在运动中起重要作用时，静力拉伸应在运动后进行。另外，在拉伸时，拉伸组织的一端要固定。

4. 身体平衡和协调性训练

可训练金鸡独立、直线走、太极、瑜伽等，每周至少进行2~3天，每次20~30分钟。此外，还可进行核心稳定性训练。核心稳定性训练可以增加躯干和骨盆姿势肌的力量和耐力，以预防损伤，一般借助瑞士球、平衡板等训练器材。

总之，根据运动者的健康状况、目前身体活动水平、各类身体活动的健康效益及兴趣制订适宜的日常身体活动目标量和计划，并循序渐进地达到目标量。日常生活中的身体活动结合个人工作、外出往来、家务和闲暇时间的身体活动情况综合考虑，即将规律运动贯穿于日常生活中，如上下班用行走替代交通工具，形成生活方式式运动。促进身体活动的最终目的是形成规律的运动习惯，并从中获得乐趣。

五、制订身体活动安全措施

制订预防和应急处理措施，要考虑身体状况、环境条件（如场地、气温等）、锻炼时间、准备活动、运动中出现症状的处理、整理活动、合适的运动配置、使用防护器具、正确的补水方法、睡眠、营养等。

前述运动风险评估、运动伤害的预防、合理身体活动目标和计划的制订和实施就是身体活动安全措施的重要内容。运动场所有室内和室外之分，根据运动项目、环境、方便性、安全性、经济可承受性等选择适宜的场所。适宜的运动装备也可减少运动损伤，如对于大多数运动项目，运动鞋就是最重要的装备。好的运动鞋具备以下特点：①鞋必须合脚，即除足趾头的前、上、两侧与鞋有一定空隙，鞋应该尽可能与全足各个部位接触；②鞋必须舒适，无论是站立不动还是运动时脚都不应该受夹、挤、压导致疼痛；③鞋必须具有在跑步和走路时不向前冲的特性，即鞋在跑步或走路的每一步落地时不向前冲；④所穿的鞋适合选择的运动项目，头盔、护腕、护膝、护踝、护肘等防护用具可保护易损伤部位；⑤充足睡眠和合理营养是进行运动锻炼的基础。计划实施应有灵活性，有休息日、恢复期和低强度运动周，使运动者从运动疲劳中恢复体力。当有损伤或疾病时，要及时休息。空气质量指数及儿童青少年身体活动建议见表5-10。

表5-10 空气质量指数及儿童青少年身体活动建议

空气质量指数	空气质量指数类别	健康效应	身体活动建议
0~50	优	空气质量令人满意，基本无空气污染	推荐进行户外身体活动
~100	良	空气质量可接受，但某些污染物可能对极少数异常敏感的儿童青少年有较弱影响	推荐进行户外身体活动

续表5-10

空气质量指数	空气质量指数类别	健康效应	身体活动建议
~150	轻度污染	儿童青少年出现刺激症状，呼吸系统症状轻度加剧	减少户外身体活动
~200	中度污染	儿童青少年症状加剧，对心脏及呼吸系统可能产生影响	减少户外身体活动
~300	重度污染	儿童青少年普遍出现呼吸系统症状，心血管疾病或呼吸系统疾病患儿症状显著加剧	避免户外身体活动
>300	严重污染	儿童青少年出现明显强烈的呼吸系统症状，心血管疾病或呼吸系统疾病患儿死亡风险增加	避免户外身体活动

资料来源：张云婷，马生霞，陈畅等. 中国儿童青少年身体活动指南 [J]. 中国循证儿科杂志，2017，12（6）。

六、运动反应评估和调整身体活动计划

在实施身体活动计划时，要及时测量和分析身体活动中的反应。一般健康人可以根据活动中的心率来感觉和控制强度，但老年人和体质较差者则应结合自己的体质和感觉来确定强度。

身体活动负荷增加使人体产生疲劳，停止活动后疲劳逐渐缓解。机体经历从疲劳到恢复的过程后，会对一定体力负荷逐渐适应，体现在这一过程缩短和有更强的耐受疲劳能力（表5-11）。通过疲劳和恢复中各种生理、生化指标的变化，可及时对个体身体活动反应做出判断。如果运动量不足或过大，则对活动量目标以及活动形式、强度、时间、频度和总量等进行调整。为了更好地掌握运动者对运动的反应，应鼓励运动者记运动日记，包括运动时间、运动类型、运动感受、气候、心率、运动强度等。

表5-11 运动反应的常用衡量标志

运动量评估	运动反应
运动量适宜	运动结束后，心率在休息后5~10分钟恢复到运动前水平，运动后感到轻松愉快，食欲和睡眠良好；可能有肌肉酸痛和疲劳，但经休息后肌肉酸痛和疲劳消失。
运动量过大	运动结束后，心率在休息后10~20分钟没有恢复，感到疲劳、心慌、食欲减退、睡眠不佳。
运动量不足	运动后身体没有发热感，无汗，脉搏无明显变化或者2分钟内很快恢复。

知识扩展 5-5

过度运动的表现

过度运动的生理表现有静息心率和血压改变、运动和体力活动效率下降、最大工作能力下降、头痛、不能达到之前的水平、口渴、关节酸痛、身体脂肪含量偏低、肌肉酸痛和压痛、慢性疲劳、乳酸反应下降、频繁的恶心或胃肠道不适、肌力下降、呼吸频率增加、失眠、食欲下降、停经、运动后恢复时间延长等。

过度运动的心理表现有人格改变，工作、学习和训练注意力不集中，情绪不稳定，易悲伤或抑郁，执行任务活动时容易分心，自尊心受挫且运动动机下降，惧怕竞争，情感淡漠等。

(任晓晖)

第六章 睡眠与健康

学习目标：
- 熟悉睡眠分期和正常睡眠结构。
- 了解睡眠的发生机制。
- 了解睡眠的功能。
- 了解常见睡眠疾病。
- 熟悉睡眠的基本管理方法。

睡眠可理解为意识的暂时丧失，但又并非真正的意识丧失，而是一个以中枢神经系统、血流动力学、通气和代谢因素动态波动为特征的活跃生理状态。睡眠有着一系列复杂的生理和心理活动，也表现为一种行为状态。睡眠是人类和其他动物共有的一种自然现象，只是在睡眠时间和形式上有种系差异。对于人类而言，一生中大约三分之一是在睡眠中度过的，睡眠对于维持机体各种生理功能具有重要意义，是生命活动所必需的过程。随着人类社会发展，睡眠相关疾病越来越突出。因此，了解睡眠的基本知识，学会管理睡眠的基本技能，对于促进健康具有重要意义。

第一节 睡眠概述

一、睡眠的分期

通过对人和动物整夜脑电活动的测定，研究者发现睡眠阶段的脑活动并非处于静止状态，而是表现为一系列主动调节的周期性变化。1968年，霍特夏芬和卡尔思根据睡眠过程中的脑电图表现将睡眠分为两种不同的时相，即非快速眼动睡眠（Non Rapid Eye Movement，NREM）和快速眼动睡眠（Rapid Eye Movement，REM）。

（一）非快速眼动睡眠

该时期的人体生理特点为全身代谢减慢，与入睡前安静状态相比，睡眠期总体代谢率可降低10%~25%。脑部血流量减少，大部分大脑神经元活动减少。循环系统、呼吸系统和交感神经系统的活动水平有一定程度下降，表现为呼吸平稳、心率减慢、血压下降、体温降低、全身感觉功能减退、肌张力降低、无明显的眼球运动。NREM 的各个阶段脑电波表现不同。

1. 瞌睡期：该时期是由清醒状态向睡眠期过渡的阶段。清醒时脑电波是以频率高的 β 波为主。睡眠者闭上眼睛保持清醒状态时，出现频率稍低的 α 波。此时睡眠者有点发困，但尚保存对周围的注意力。

2. 非快速眼动睡眠第 1 阶段：此阶段睡眠者 α 波波幅降低，频率降低，波形不整，连续性中断，出现低幅的 θ 波和 β 波，称为 α 解体。此时，睡眠者对周围环境的注意力已经丧失，自我感觉为似睡非睡、迷迷糊糊，常有身体飘浮感。觉醒阈值第 1 阶段最低，如果此时唤醒睡眠者，常常否认刚才曾经入睡。与此同时，心率减慢，呼吸开始减缓，躯体肌肉进一步放松。此时期时间较短，持续 1～7 分钟就转入其他期。

从入睡前的觉醒期到入睡期虽然有个过程，但不是一个缓慢渐进的过程。觉醒和睡眠之间有着清晰的界限。1974 年，Dement 报道了一项研究，将受试者的双眼用胶带张开，并要求受试者当看到前面 4.5 寸远的灯泡出现闪亮时，立即按一下电键。受试者持续做着按键反应，后来突然中断了。此时的脑电图记录表明，停止按电键的时刻正是睡眠的第 1 期。

3. 非快速眼动睡眠第 2 阶段：此阶段的背景波是混合频率波，其上叠加纺锤波（梭形波）和 K 复合波（双相波，由一个负向锐波和其后的正向慢波组成）以及不足 20% 的 δ 波。睡眠者已经入睡，全身肌张力显著降低，几乎无眼球运动。但如果在此时被唤醒，睡眠者可能仍否认刚才曾经入睡。随着睡眠加深，体温进一步下降。这一阶段能占整个夜间睡眠时间的 50%。

4. 非快速眼动睡眠第 3 阶段：此阶段以睡眠纺锤波为主，一般持续 0.5～1 秒，是睡眠的重要标志之一。同时出现中或高波幅、频率 2 赫兹以下的慢波（δ 波），δ 波占整个脑电波的 20%～50%。睡眠者进入深度睡眠阶段，外界刺激阈值明显升高，已经不容易被唤醒，肌张力低下。这一时期是机体各种生理功能的主要恢复时期，占到整个睡眠时间的 10%～20%。

5. 非快速眼动睡眠第 4 阶段：出现弥漫性、0.5～3 次/秒、高波幅不规则的慢波。在后期，睡眠纺锤波消失，1～2 赫兹高波幅的 δ 波逐渐占优势，达到 50% 以上。最初以额、中央部为多，逐渐扩展到颞部。外界刺激不能引起 K 复合波。此时肌张力低下，睡眠者达到深度睡眠。此期睡眠最稳定，持续时间最长，觉醒阈值高。

总体上，在非快速眼动睡眠期，从入睡开始，随着睡眠程度逐渐加深，脑电图慢波开始出现并且逐渐增多。当 δ 波占优势时，便是深度睡眠阶段。NREM 期副交感神经兴奋，表现为感官敏感度降低，肌肉放松，动作减少，心跳和呼吸频率减慢，血压降低，消化道分泌减少，口腔、鼻腔、眼睛分泌明显减少，尿量减少，肾上腺素降低，生长激素增加，神经细胞的蛋白质合成显著增加，基础代谢率下降等。

(二) 快速眼动睡眠

快速眼动睡眠又称为去同步化睡眠、低波幅快波睡眠、快波睡眠或异相睡眠。快速眼动睡眠期的大脑皮层活动度等同于或超过清醒状态，此时脑电波与觉醒时相似，为低幅快波、θ 波及间歇性低幅 α 波（但其频率比清醒时的 α 波慢 1～2 次/秒），并重叠有阵发性、低波幅、12~15次/秒的β波。无睡眠纺锤波或K复合波。眼动图上出现两眼同向的快速协同运动,这是该期的特征性表现。此期觉醒阈值最高,一般的外界刺激不易唤醒。但人在睡眠期更容易自发醒来。多梦是本期的另一主要特征。处于快速眼动睡眠期的人被唤醒,能够详细描述之前的梦境,而且梦境往往有奇特的故事情节。眼球同向快速协同活动越明显,梦境越丰富。快速眼动睡眠占到整个睡眠时间的20%~25%。一些心理障碍患者的快速眼动睡眠持续时间明显偏短。

REM期交感神经兴奋,表现为呼吸由深慢、均匀而变得浅快、不规则,脉搏、血压升高,阴茎勃起。同时全身骨骼肌松弛(除眼肌和中耳肌外),出现弥散而频繁的肌肉抽动,尤其以面部和手部为多见,婴幼儿常见微笑、皱眉等动作。颈后肌及四肢抗重力肌肉的张力几乎消失,呈姿势性张力迟缓状态。打鼾者鼾声可明显减轻或消失。

从上述描述可见,非快速眼动睡眠和快速眼动睡眠有本质的不同,特别是在脑活动方面(表6-1)。非快速眼动睡眠期大脑和身体基本处于休息状态,而快速眼动睡眠期大脑处于活跃状态。

表6-1 大脑三种功能状态的比较

	清醒	非快速眼动睡眠	快速眼动睡眠
意识	意识清醒,能够完全认知周边环境	意识水平下降,会在细微的外界刺激下清醒;自然清醒不频繁	意识水平下降,强烈的外界刺激下会清醒;自然清醒较频繁
来自感觉系统的信息输入	100%传递至大脑	虽然传递至大脑,但是处理感觉的中枢功能下降	在丘脑区被拦截
肌肉紧张度	正常	来自大脑的指令减少,肌肉机能下降,但不完全为零	基本消失
行为	有目的地行动	翻身	基本无
眼球运动	有目的地看物	无	可见快速眼球运动
脑电波	低电压、快波	高电压、慢波	低电压、快波
梦	无	简单的画面,记住梦的可能性小,梦较为平和、愉快;梦占睡眠时间的20%~25%	情节奇妙、复杂的梦,大多数梦较悲伤、恐怖或愤怒,少数梦较快乐或兴奋;梦占睡眠时间的75%~80%

(三)觉醒期

觉醒时,脑电波一般呈去同步化快波,闭目安静时枕叶可出现α波,抗重力肌保持一定的张力,维持一定的姿势或进行运动,眼球可产生追踪外界物体移动的快速运动。睡眠中的觉醒期意味从睡眠状态向清醒状态转变。频繁的觉醒减少了总睡眠时间,会导致白天嗜睡。在任何睡眠时期,只要脑电波频率的变化持续达到10秒就可视为觉醒。美国睡眠医学会对觉醒的定义为:在非快速眼动睡眠中,脑电波频率出现突然变化(包括出现θ波、α波、频率>16赫兹的脑电波,但不包括纺锤波),并且持续3秒以上。快速眼动睡眠中的觉醒在脑电波变化的同时一定伴有颏下肌电活动的增加。

> 知识扩展 6-1
>
> **快速眼动睡眠的发现**
>
> 快速眼动睡眠是人类睡眠史上的重大发现，由美国研究者阿瑟林斯基和克莱特曼于 1953 年公布。阿瑟林斯原本没有研究睡眠，而是研究儿童注意力。他的实验方法是将电极放在儿童身上以记录眼球运动。他先在自己 7 岁儿子身上进行预实验。在实验过程中，儿子睡着了，他不忍心叫醒儿子，让儿子继续睡觉。突然，他发现睡眠中的儿子眼球开始急速且不规则地转动，他将这个发现报告给导师克莱特曼。克莱特曼认为这是个重要发现，决定继续相关研究。在随后的实验中，他们发现睡眠中不仅有眼球运动，还伴随着心跳和呼吸频率的变化。他们意识到这是睡眠中大脑活动导致的现象，这与之前人们一直认为的睡眠中大脑活动度下降完全不同。他们将这一现象称为快速眼球运动（Rapid Eye Movement）。
>
> 科学领域上的很多发现似乎与偶然和运气有关，但实际上离不开研究者坚持不懈的努力和发现问题的敏锐能力。

二、正常睡眠结构

正常睡眠是由非快速眼动睡眠与快速眼动睡眠两个不同睡眠时相构成的。在整个睡眠过程中，两个时相交替出现。正常人入睡后数分钟进入非快速眼动睡眠期第 1、2 阶段，一般在入睡后 30~45 分钟进入第 3、4 阶段，并持续下去。在非快速眼动睡眠期持续 80~120 分钟后，出现第 1 次快速眼动睡眠，持续几分钟后，进入下一次非快速眼动睡眠，形成非快速眼动睡眠和快速眼动睡眠的循环周期。平均每 90 分钟出现一次快速眼动睡眠，越接近睡眠后期，快速眼动睡眠持续时间越长，每次可持续 10~30 分钟。整个睡眠期间，两个睡眠时相周期反复循环 3~5 次。每个周期中的各阶段不一定齐全，但都是从第 1 阶段开始。非快速眼动睡眠的第 3 阶段和第 4 阶段主要分布在睡眠的前半部，而第 1 阶段和第 2 阶段主要分布在睡眠的后半部，因而在早晨比较容易觉醒。在成人，除了两个睡眠时相循环交替外，非快速眼动睡眠的各阶段和快速眼动睡眠均可直接转变为觉醒状态，但由快速眼动睡眠自动醒来的可能性要显著大于非快速眼动睡眠的任何阶段。成人不能直接由觉醒状态进入快速眼动睡眠，而只能转入非快速眼动睡眠。但在儿童及病理状态下，如发作性睡病、酒精中毒、抑郁症、代谢性昏迷恢复期、脑外伤及睡眠剥夺等，睡眠周期可以自快速眼动睡眠开始。

在成人每昼夜总睡眠时间中，快速眼动睡眠时间占 20%~25%，非快速眼动睡眠的第 3 阶段和第 4 阶段占 15%。快速眼动睡眠时间的长短及其分布有较大的个体差异。睡眠程度较浅者的快速眼动睡眠短于睡眠程度较深者；夜间工作白天睡眠者，其快速眼动睡眠只有正常夜间睡眠者的一半；如果睡眠之前有动感情的活动，如看了令人激动的影视作品，则快速眼动睡眠出现的频率可能增加。

三、睡眠的个体发育

人的一生中睡眠结构总在不停变化。正常睡眠周期的时限和睡眠各期的分布都因年龄不同而异（表6-2）。婴儿状态，大约有三分之一的时间处于清醒状态，三分之二的时间处于睡眠状态。睡眠中，非快速眼动睡眠和快速眼动睡眠时间相当。在出生后第一个月，以快速眼动睡眠为开始睡眠状态，占到三分之二的时间，之后逐渐下降，到1岁时偶尔出现。非快速眼动睡眠的4个阶段要到6～12个月才能从电生理上进行区分，到出生后3～6个月才能看出儿童睡眠模式的昼夜节律，睡眠模式以双相性为主。儿童需要经过10年的发育才会形成近似成人的睡眠模式。整个儿童期每天睡眠时间缓慢减少，下午的小睡保持到5岁。非快速眼动睡眠第3阶段和第4阶段的百分比大于任何其他年龄段人群。在5～10岁，睡眠结构逐渐发育成熟，类似成人的模式，总睡眠时间减少到每天9小时左右。青春期睡眠结构呈现一种向成人状态转变的模式。在青春期开始会伴有δ波睡眠的减少，并随着年龄增长，δ波睡眠逐渐趋于稳定。非快速眼动睡眠第1阶段和第2阶段比儿童期增加。青春期每天总睡眠时间减少到7～9小时，很多青少年有白天思睡的表现。不规律的睡眠-觉醒模式开始显现，表现为夜间睡得晚，早上醒得也很晚。除了非快速眼动睡眠第3阶段和第4阶段持续减少外，成人的睡眠模式从青年到中年一直保持稳定。老年期慢波睡眠持续的时间和幅度均下降，到90岁时可以完全消失，出现更频繁的短暂觉醒。老年期快速眼动睡眠时间没有显现减少，但其潜伏期缩短。老年人的睡眠模式具有多相性特性，即白天出现数次小睡，每次小睡之间间隔的时间不长，夜间睡眠的总时间趋向减少。

表6-2 人生各时期的睡眠特征

	婴儿	儿童	成人
总睡眠时间（小时）	14～15	11	7.5～8.5
睡眠起始状态	从REM睡眠开始	从NREM睡眠开始	从NREM睡眠开始
REM：NREM	50：50	（20～25）/（75～80）	20：80
周期时间（分钟）	50～60	90	90～110
睡眠状态在睡眠中的分布	REM-NREM循环在整个睡眠期平均分布	睡眠前三分之一以NREM的第3、4阶段睡眠为主	睡眠前三分之一以NREM的第3、4阶段睡眠为主

资料来源：Paul R. Carney, Richard B. Berry, James D. Geyer. 临床睡眠疾病［M］. 韩芳，吕长俊，译. 北京：人民卫生出版社，2011。

四、睡眠的发生机制

（一）控制睡眠-觉醒的神经中枢

唤醒是觉醒与睡眠昼夜节律性生理活动变化的组合，后两种意识状态的昼夜交替是人类生存的必要条件，构成了生物特有的意识形式。睡眠调控的两个重要机制是稳态调节机制和生物钟调节机制。稳态调节机制指睡眠的持续时间和深度由过去一段时间的睡眠-觉醒情况决定。睡眠剥夺后可发生睡眠反跳，即睡眠时间和深度均有所增加以补偿缺失的睡眠。生物钟调节机制指动物每天睡眠时间需设定一定的框架。这种机制存在于所有物种中，但其如何互相影响并调节人类睡眠尚不完全清楚。

参与睡眠的主要是下丘脑和脑干。下丘脑分别包含与清醒和睡眠有关的区域。前下丘脑的腹外侧视前核是促进睡眠的区域，后下丘脑的外侧和中间背侧下丘脑及结节乳头核是促进觉醒的区域。脑干上行网状激动系统是觉醒状态的中枢，也是快速眼动睡眠中枢，主要通过非特异性投射系统弥散性投射到大脑皮层。巴比妥类药物可以阻断上行激动系统的活动而起到催眠的作用。大脑皮层的感觉运动区、额叶、眶回、扣带回、颞上回、海马、杏仁核、下丘脑等脑区也可通过下行纤维兴奋网状结构。下丘脑腹外侧视前区和下丘脑内侧视前核是非快速眼动睡眠的发生系统。其中，下丘脑腹外侧视前区在非快速眼动睡眠发生中占主导地位。丘脑、基底神经节、边缘系统部分结构和大脑皮层在非快速眼动睡眠的诱发和维持方面也发挥一定作用。

（二）睡眠与觉醒的神经调节

研究表明，许多神经递质、神经调节因子与睡眠-觉醒循环有关。由外侧下丘脑分泌的增食欲素（下丘脑分泌素）是促觉醒神经递质。儿茶酚胺、乙酰胆碱、组胺也是促觉醒神经递质。促睡眠神经递质包括腺苷、5-羟色胺、甘丙肽、γ-氨基丁酸和肾上腺素（睡眠物质）。许多免疫增强剂可以增加睡眠，包括白细胞介素-1、白细胞介素-2、白细胞介素-6、肿瘤坏死因子、干扰素、胞壁酰二肽等。激素对睡眠也具有调节作用。任何神经化学因子过度产生或不足，或受体改变，均能在一定程度上对觉醒状态产生影响。

前述的睡眠稳态过程与睡眠物质有关。产生睡意的时间和睡眠深度受到清醒时间长短和身心疲劳程度的影响，形象地比喻为睡眠负债。睡眠负债与大脑内诱发睡眠的睡眠物质聚集有关。以腺苷为例，腺苷在觉醒期间大量聚集于基底前脑，兴奋腹外侧视前核神经元，通过其释放γ-氨基丁酸等抑制性神经递质，作用于结节乳头体核、蓝斑核、背缝核以及胆碱能（脑桥脚/被盖背外侧）等上行觉醒系统，启动NREM。但这些睡眠物质的具体功能及机制尚不清楚。睡眠物质的研究不但可以丰富睡眠稳态调节机制的具体内容，也可以为睡眠障碍问题的解决提供新的途径。

知识扩展6-2

睡眠中的呼吸

在非快速眼动睡眠中，呼吸系统会发生改变以适应代谢率的降低。呼吸运动比正常水平低，导致潮气量及每分通气量降低。通气量的降低伴随着上呼吸道扩张肌活性的降低，导致上呼吸道肌肉内径减少及气流阻力增加。全身代谢率降低，使得睡眠中二氧化碳分压增加和氧分压降低，低氧和高碳酸的化学状态维持睡眠中的通气。

相对于非快速眼动睡眠而言，快速眼动睡眠以通气过程可变性为特征，表现为突发的呼吸动度的改变及频发的、阶段性的快速眼球运动。因此，快速眼动睡眠每分通气量可以等同、高于或少于非快速眼动睡眠。快速眼动睡眠的上呼吸道阻力等同或高于非快速眼动睡眠及清醒状态。快速眼动睡眠中的高碳酸及低含氧量的通气化学反应多于清醒状态及非快速眼动睡眠。

（三）昼夜节律和生物钟

1. 昼夜节律

地球围绕地轴旋转一周的时间是 24 小时，产生了每天由明到暗再由暗到明的变化。在明暗交替循环的自然环境和大脑的共同作用下，产生了生物体的昼夜节律。昼夜节律是指基本的生理现象和行为习惯以每 24 小时为周期出现重复变化的现象。昼夜节律是一种内源性信号以近 24 小时为周期不断变动的现象。人们把这种内源性信号变化称为生物钟。生物钟在经过一个周期后必须要调整，以使它的内在周期与自然环境每天 24 小时的周期变化相适应，并经过同步化使之能在恰当的时相内产生相应的生物节律。例如体温在 24 小时期间可以有 1℃ 的波动，一般在傍晚达到峰值，凌晨最低。警觉性和执行效率的昼夜节律变化和体温变化一致。激素释放也有昼夜节律的变化，如褪黑色素释放的峰值在夜间，生长激素则在前半夜释放，皮质醇及睾酮则在清晨释放，肾上腺素在午后释放。在睡眠过程中，随着白昼时间的推移，视交叉上核会产生一个越来越强的觉醒信号，这个信号到晚上 10 点以后开始减弱，至早上 6 点时达到最低点。正是由于出现了这个觉醒信号，才形成了睡眠－觉醒周期的单向循环，并使其时限得以维持。快速动眼睡眠主要受昼夜节律的调控。这种昼夜节律是生物体为了生存在适应环境过程中不断进化演变的结果。

2. 生物钟的调节机制

目前认为，昼夜节律不仅受到外界地球物理环境周期性变化的影响（即外因性节律的调节），同时还受到体内生物钟自发引起的周期近似 24 小时的内因性节律的调节。两者的协调与统一，维持着生物体功能的稳定性。睡眠－觉醒节律也是与之统一的。如果让人在一个没有太阳光线，没有时间信息，完全与外界社会隔离的空间生活（称为"无时间状态"），这些人将会每天晚睡一个小时，第二天晚起床一个小时，说明睡眠－觉醒节律的周期不完全等于地球自转的 24 小时，而比 24 小时长，大部分是 25 小时，有的人是 27 小时或 30 小时。总体上，在隔离的情况下，睡眠－觉醒周期趋向延长。很多类似的研究显示，即使没有外部调节因素的影响，机体的昼夜节律依然存在，是生物体固有的一种节律。

实验表明，有很多因素会引起昼夜节律的变化。一般将改变昼夜节律所必需的外界环境的节奏性变化称为授时因子。授时因子很广泛，包括明－暗循环、社会交往、社会因素间相互作用、有关日期和时间的认知、进餐的时间、周围的温度和湿度、气压、睡眠－觉醒的时刻以及电磁场等。其中，明－暗循环是最重要的因素。视交叉上核具有对光照周期的敏感性，产生与明暗变化同步的节律。组织学研究发现，视交叉上核中有视网膜－下丘脑投射纤维的直接输入和中缝核的纤维投射。核内有密集的树突突触将细胞紧密连接，因此使它们同步活动。所有哺乳动物的视交叉上核是内源性生物节律的起搏点，其功能受到光照的调节，而与外界环境的 24 小时昼夜变化保持同步。当生物体使这种节律变成自身的固有节律之后，生物本身就好像具有感知时间的能力了，或者说生物体内建立了一个"钟"，负责从时间上调节机体生理功能，这个机制被称之为生物钟。

人体生物钟建立之后，控制它运行的最重要外界因素就是光线。当原有的睡眠－觉醒周期与外部的 24 小时周期不一致时，人体脑内的生物钟通过外部的光线、每天早上起床的时间,会自动调整零点,把这数小时的差距拨正,以适应地球自转 24 小时昼夜节律,保持每天晚上大约在同一时间睡觉,第二天早上又大约同一时间起床。因此,生物钟节律并不是被动的、继发的应答反应,而是身体内部一种内在性的主动反应。但生物钟的节律能够变动的时间范围:昼夜周期长度不能超过 27 小时,也不能缩短到少于 23 小时。一旦超过这个界限,生物钟就重新回到它固有的 25 小时节律。同时,当外部的昼夜规律发生变化时,生物体需要 1 周左右建立起新的生物钟,且需要一段时间的适应。

此外,高等动物的昼夜节律性是具有多样性的,除了明-暗循环外,还有其他影响因素。如夜间工作的人员,其生物学时间与白天上班的人员正好相反。因此,人们按照各自的 24 小时生物节律活动着。如在长期的生活过程中,每个人都养成了自己的睡眠习惯,有的人习惯早睡早起,有的人却习惯晚睡晚起,有的人则定时睡觉、定时醒来。

(四)与睡眠调查有关的基因

2001 年,遗传学家首次发现控制人类睡眠的基因。目前对睡眠基因的研究集中于昼夜节律有关的基因和睡眠-觉醒发生机制有关的基因。如 *Clock*、*Per1*、*Per2*、*Per3*、*Timeless* 等突变可导致睡眠-觉醒周期异常。许多睡眠疾病的发生与基因有关。在睡眠、觉醒及睡眠剥夺期间,大脑有着不同的基因表达。

第二节 睡眠的功能

一、睡眠的生理意义

(一)强化记忆

尽管科学家对睡眠的过程有了越来越清晰的了解,但对为什么要睡眠仍然知之甚少。有关睡眠的功能,最为广泛认可的是增强记忆,人们认为睡眠是大脑处理复杂感觉信息(尤其是视觉的需求增强时)的适应措施。大脑需要一定的时间储存感觉和运动信息。通过睡眠,在清醒时较为活跃的神经环路可以暂时转入处理和储存信息过程。非快速眼动睡眠期慢波睡眠被认为是强化个体复杂记忆的神经元素。这一强化过程没有快波睡眠的参与,也不处于清醒状态,故可以避免同时处理新接收的信息。托诺尼认为,随着大脑皮层活跃度的上升,大脑皮层神经元间的突触强度整体上升。睡眠期间,不必要的突触会被剪掉,留下必要的突触,以此使大脑的突触达到最佳状态,大脑整体的突触强度也会恢复到原有状态。也就是大脑在非快速眼动睡眠期停止信息收集活动,是为了避免突触的再生,保证突触一直处于最合适的状态。而快速眼动睡眠期大脑边缘系统活跃,是为了权衡脑内各种记忆的重要性。大脑边缘系统负责判断信息重要性。快速眼动睡眠期如果海马体和杏仁核被激活,则要根据记忆的重要性进行权衡和整理。这种活动上升到意识层面就形成了梦。实验证实,睡眠对程序性记忆有非常重要的作用。程序性记忆指不能用语言表现出来的、与技巧或技能相关的记忆,如演奏乐器、体育运动等。而且睡眠强化的是近期的新记忆。德国吕贝克大学的博伦的实验显示,让实验对象在学习过程中闻特定的香味,再让其在非快速眼动睡眠期也闻这种香味,则其学习效率会加强，而且此时的海马体活跃度加强。所以，若在睡眠中再现学习时的感觉可以提高睡眠中的记忆强化效果。睡眠可以稳定、强化多种记忆。

（二）保持能量

20世纪70年代，Berger提出睡眠的目的是降低基础代谢率，使得休息时获得的能量得以保存。其根据是睡眠慢波与进入冬眠和浅昏迷时的脑电图的相似性。也有研究认为睡眠的目的是增加静息状态的时间，以保证能量消耗在能量摄入可承担的范围内。但这种观点受到质疑，对人类而言，这种能量保存没有特别大的生理意义，因为睡眠只可以节省5%~15%的能量。

（三）非快速眼动睡眠的其他生理意义

非快速眼动睡眠期人体处于相对静止状态，人体大多数功能降低，如骨骼肌紧张度下降，运动神经反射减弱，心率减慢，呼吸频率减少，唾液分泌减少，基础代谢率降低10%~20%。合成代谢增强，生长激素分泌增加。生长激素有助于蛋白质和核糖核酸的合成。这种同化作用与机体的恢复机制有关，能够促进全身细胞的新陈代谢。合成代谢大于分解代谢，则有利于营养供给、弥补损耗、储存能量、解除疲劳。

（四）快速眼动睡眠的其他生理意义

睡眠的种系发育研究显示，非快速眼动睡眠在大部分爬行动物、鸟类和哺乳动物中都可见到，而快速眼动睡眠只在哺乳动物和人类中存在。因此，快速眼动睡眠可能与神经系统的高度进化有关，是神经系统发育到高级阶段的产物。在人类睡眠的个体发育中，睡眠最显著的成熟型特征是快速眼动睡眠占总睡眠时间的比例的变化，在出生前10周的胎儿为80%，2岁时下降为30%~35%，然后逐步减少并持续稳定在25%，老年人该比例则进一步降低。这一变化过程提示快速眼动睡眠与神经系统发育成熟有关。快速眼动睡眠期大脑活动水平高，但却丧失体温调节功能，提示快速眼动睡眠可能有助于脑功能的修复，并选择性地使承担重要调节功能的神经元得到充分休息。

二、常见睡眠疾病

（一）失眠

失眠是指睡眠的启动和维持发生障碍导致睡眠的质和量不能满足个体正常需要的一种状况。失眠可以是一个症状群，也可以是一种障碍。它是睡眠生理功能紊乱的一种表现，也是中枢神经系统功能失调的反映。失眠表现各异，包括入睡困难、易醒、早醒、醒后不易再睡、睡眠不深、多梦、醒后不适、疲乏感、白天困倦。总之，所有失眠者不但晚上有睡眠问题，白天也有如下症状：早上或整个白天不够清醒或不能恢复精力；白天感到疲劳或想睡，注意力不能集中；由于认知功能受到损害，影响白天工作或学习能力。失眠还可导致抑郁、焦虑、易激怒、注意力减退等，由此影响失眠者的生理、情绪、认知、职业、家庭、社交等多方面功能。

失眠的原因多种多样，大体包括以下几种：①年龄，老年人更易失眠；②性别，女性较男性患病风险高；③有既往史和家族史；④应激及生活事件，如经历急性应激或生活事件后，失眠者有一过性兴奋或思念、焦虑、精神紧张等，随着情绪反应的缓解，睡眠可以恢复正常；⑤个性特征，如神经质、内化性、焦虑特征及完美主义；⑥生理因素，如疲劳、饥饿、饱腹、性兴奋、松果体老化等；⑦环境因素，如强光、噪声、过冷、过热等，对环境的失眠反应性高者更易失眠；⑧生活节律因素，如时差和倒班；⑨药物影响，兴奋性药物可引起失眠，如甲状腺素、皮质激素和抗震颤麻痹药等；⑩疾病因素，如精神疾病，各种疾病引起的疼痛、瘙痒、呼吸困难、咳嗽、心悸、恶心、呕吐、腹胀、腹泻等。

不同病因引起的失眠见表6-3。

表6-3 不同病因引起的失眠

序号	原因	失眠类型
1	一过性或者暂时性因素	调节性睡眠障碍
2	精神心理因素或者调节因素相关的失眠	精神心理性失眠、特发性失眠、睡眠知觉障碍、睡眠卫生不良
3	精神疾病相关的睡眠障碍	与睡眠障碍相关的精神疾病、与睡眠障碍相关的情绪障碍、与睡眠障碍相关的焦虑障碍、与睡眠障碍相关的惊恐障碍、与睡眠障碍相关的酒精中毒
4	与药物、毒品及酒精相关的失眠	催眠药物依赖性睡眠障碍、刺激剂依赖性睡眠障碍、酒精依赖性睡眠障碍
5	与昼夜规律障碍相关的失眠	睡眠时相延迟综合征、睡眠时相提前综合征、倒班工作睡眠障碍、睡眠-觉醒模式不规则
6	继发于睡眠相关的生理障碍的失眠	周期性腿动、不宁腿综合征、中枢性睡眠呼吸暂停、阻塞性呼吸暂停、发作性睡病
7	与神经系统疾病相关的失眠	脑退化性病变、痴呆、帕金森综合征
8	与其他疾病相关的失眠	纤维肌炎综合征、睡眠相关的胃食管返流、慢性阻塞性肺病
9	与环境因素相关的失眠	环境性睡眠障碍

知识扩展6-3

熬夜的危害

波士顿睡眠医学教授苏珊·雷德兰发现睡眠不足与焦虑、忧郁等神经精神疾病有一定的联系，长此以往，会影响血压和炎症，使身体更易遭受心脏病和癌症的侵袭。

来自哈佛和伯克利的最新研究表明，熬夜会引起一种极为危险的副作用——精神亢奋。在通宵未眠之后，中脑边缘系统通道（也就是控制愉悦和奖赏机制的神经回路）受到强烈的刺激。该过程是由一种叫作多巴胺的化学物质引起的。睡眠不足导致的多巴胺水平上升会使人精神焕发、情绪高涨，甚至性欲亢奋。大量的多巴胺会导致熬夜成瘾，引发冲动行为。一旦睡眠不足，控制计划和衡量决策的大脑区域会完全罢工，这意味着人会变得过于乐观且喜欢冒险。一些研究者指出，中脑边缘系统通道若长期受到睡眠缺乏的过度刺激，可能会使大脑受到永久性损伤。这是因为大脑的神经可塑性，即大脑适应新环境的能力，受到破坏。如果大脑长期被迫在这样不正常的情况下运作，它将永久地改变以往正常的工作方式。熬夜事实上削弱了掌管片段记忆的组织结构间的联系。

也有研究指出熬夜会带来以下健康问题：

1. 如果长时间熬夜，就会破坏人体内分泌和神经系统的正常功能，出现神经系统失调。

2. 抵抗力下降，易患感冒、消化不良等各种疾病。经常熬夜，人的正常生理周期和正常反应系统遭到破坏，使人感到疲劳、精神不振，抵抗力也就会随之下降。人体抵抗力下降后，呼吸道疾病、消化道疾病就会找上门来。

3. 降低白天的工作效率。人的交感神经在正常情况下应该是白天兴奋，夜间休息。而熬夜者的交感神经却与正常情况相反，因而熬夜后的第二天，交感神经难以充分兴奋。这样熬夜者在白天会没有精神，记忆力减退，注意力不集中，反应迟钝，健忘以及头晕、头痛等，更为严重的是，时间长了，还会出现神经衰弱、失眠等症状。对从事高危行业的人来说，熬夜的危害就更大了，有可能引发意外伤害，甚至火灾、爆炸等恶性事故。

（二）过度睡眠

过度睡眠指白天睡意过多或睡眠规律不正常，症状持续3个月以上。过度睡眠的常见类型有发作性睡病、反复发作性过度睡眠、特发性过度睡眠以及创伤后过度睡眠等。

发作性睡病指白天出现不可克制的发作性短暂性睡眠，伴有猝倒、入睡前幻觉和睡眠麻痹。发病原因可能与遗传和环境因素有关，伴猝倒的发作性睡病与特异性人类白细胞抗原强相关。该病最根本的异常是清醒和睡眠、清醒和快速眼动睡眠之间不正常的转换。反复发作性过度睡眠又称青少年周期性嗜睡症，表现为周期性过度睡眠、强迫性快速大量进食、性欲亢进和精神紊乱等。特发性过度睡眠指持续性或反复发作性日间过度睡眠，过度睡眠的时段由非快速眼动睡眠期构成。发病年龄为10~50岁。患者主要表现为长时间打瞌睡后出现日间过度睡眠，持续1小时或以上，小睡后并不能恢复精力，可伴有自主神经功能障碍。创伤后过度睡眠又称继发性过度睡眠，指在中枢神经系统创伤后1年内出现的日间睡眠过多，常与其他症状（如头痛、疲劳、记忆障碍等）同时发生，可见于任何年龄。

（三）异态睡眠

异态睡眠指入睡、睡眠期间或从睡眠中觉醒时发生的非自主性躯体行为或体验，主要表现为运动行为、情绪、感知等方面的异常。这些异常睡眠行为的发生是因为某些因素刺激大脑皮层使人重复觉醒而不能继续保持睡眠状态，而大脑皮层从深睡眠中又不能完全性觉醒。异态睡眠可以发生在非快速眼动睡眠、快速眼动睡眠、清醒向睡眠转换或睡眠向觉醒转换阶段。非快速眼动睡眠期的异态睡眠有意识模糊性觉醒、睡行症（旧称梦游症）、睡惊症和睡眠相关进食障碍等。快速眼动睡眠期的异态睡眠有REM行为紊乱、反复的孤立性睡眠麻痹和梦魇。异态睡眠的常见诱因有睡眠剥夺、昼夜节律改变所致睡眠障碍、焦虑与抑郁及其双相障碍、使用某些药物（如镇静催眠药、乙醇和抗组胺药等）、脑部疾病、甲状腺功能亢进、阻塞性睡眠呼吸暂停综合征、过度疲劳、心理创伤等。

（四）睡眠呼吸障碍

睡眠呼吸障碍是一组以睡眠期呼吸节律异常和（或）通气异常为主要特征的疾病，

可伴或不伴清醒期呼吸异常。睡眠呼吸障碍的发生与遗传因素、肥胖、上呼吸道结构和肌肉收缩异常、中枢调控稳定性及觉醒机制异常、年龄、体位、酗酒及吸烟、药物以及疾病（如内分泌系统疾病、慢性心功能不全、颅面发育畸形）等因素有关。

睡眠呼吸障碍包括阻塞性睡眠呼吸暂停低通气综合征（Obstructive Sleep Apnea-hypopnea Syndrome，OSAS）、中枢性睡眠呼吸暂停综合征、睡眠相关的低通气症、睡眠相关的低氧血症、原发性鼾声及夜间呻吟等。最为常见且危害性很大的是OSAS。OSAS表现为睡眠时上呼吸道反复塌陷、阻塞引起呼吸暂停和低通气，进而导致频繁发生低氧血症、高碳酸血症，胸腔内压力显著波动以及睡眠结构紊乱、交感神经活动增加。OSAS的特征表现是打鼾，由响亮的鼾声或简短的气喘以及持续20~30秒的沉默期交替组成。鼾声常干扰附近睡觉的人，而患者自己往往不会注意到自己打鼾或呼吸暂停。在鼾声后逐步出现呼吸暂停，患者可因窒息、憋气感和可能伴随发生的身体运动而突然惊醒，几次呼吸后再次入睡，又重复出现鼾声和呼吸暂停。呼吸暂停时段的口、鼻气流停止，但胸式呼吸运动、腹式呼吸运动仍然保留完好。睡眠期还可出现胃食管返流、夜尿、多汗、睡眠破碎和睡眠中不宁腿综合征等。患者白天容易出现疲劳感和过度睡意，尤其是放松状态时容易出现打瞌睡，也会出现晨起头痛、情感改变、性功能障碍、听力减退、自动行为、近记忆减退和催眠幻觉。因此，OSAS是一种多系统多器官功能受损的疾病，同时可能导致社会功能障碍和意外事件发生，需要引起重视。

三、睡眠评估方法

睡眠评估有客观法和主观法。前者有多导睡眠图、移动式睡眠记录方法、多项睡眠潜伏期测试等。后者利用睡眠相关的评估量表，包括睡眠日记、晨起睡眠问卷、失眠评估量表、思睡评估标准、快速眼动睡眠期行为紊乱问卷、睡眠呼吸暂停综合征问卷、不宁腿综合征量表和帕金森病睡眠量表等。失眠评估量表常用的有失眠严重程度指数量表（ISI）、匹兹堡睡眠质量指数量表（PSQI）、阿森斯失眠量表等。思睡评估标准有Epworth思睡量表和斯坦福思睡量表。睡眠呼吸暂停综合征问卷常用的有STOP问卷、STOP-BANG问卷、Berlin睡眠质量评估问卷。

知识扩展6-4

睡眠日记

睡眠日记是以把握日常睡眠习惯、生活规律为目的，在较长时期内坚持每日进行自我记录的方法。睡眠日记通过客观的记录，可以引导被评估者注意一些容易被忽视的行为，并且能够帮助识别睡眠时间和不良的睡眠卫生。记录内容一般包括日常入睡时间及起床时间（最低限度记录内容）、是否服用酒精和咖啡因、是否使用催眠药物、疲劳程度和思睡的情况、中途觉醒次数、睡眠感、用餐时间、他人的感受等。这些信息可以反映被评估者的睡眠行为模式和睡眠行为变化。记录的时间要求连续两周（至少一周）。对于需要治疗的患者，初次就诊前填写两周睡眠日记，可以作为一个基础水平以判断患者对治疗的反应。睡眠日记格式多样，图形格式直观醒目，填表型或问题型格式可提供更丰富的信息。

第三节 睡眠管理

睡眠管理研究何种行为能够带来更优质可靠的睡眠，何种行为使人难以产生睡意并使睡眠质量下降。尽管睡眠模式因人而异，但仍有一些方法用于睡眠管理。

一、睡眠信念

对自己的睡眠状况有正确的认知和平和的心态：对睡眠保持现实的期望，如不是每天非要睡足一定的时间；不要过于重视睡眠，如不要将日间的工作、学习效率低归因于失眠，不要一直想着让自己尽快入睡，不要因为一个晚上的睡眠不佳而烦恼，允许自己有失眠的时候。

二、睡眠时间

对于成人而言，80%的人每天睡眠时长在7~9小时，平均为8小时。但具体到个体，对有些人而言8小时多了，对有些人则少了。睡眠时间与体型、性格有关。肥胖型的人睡眠较好，很少失眠；神经敏感性高的人不容易入睡；运动员的睡眠时间较少；性格外向者比性格内向者睡眠时间少。即使对同一个体，每天的睡眠需求也不尽相同。此外，还有入睡时刻。一般而言，儿童最好在晚上8点半之前睡觉，青少年在晚上10点左右睡觉，老年人在晚上9至10点睡觉比较好。但最适当的入睡时刻也因人而异。过分拘泥于睡眠时间只能使睡眠变浅，还可能引起失眠。瞌睡了再上床，固定时间起床，不是早睡决定早起，而是早起带来早睡。有午休习惯的人，午休应该在下午3点前进行，只睡20~30分钟，长时间的午睡会带来精神恍惚，过迟的午睡对夜间的睡眠造成不良影响。当睡眠浅的时候，通过积极的晚睡早起来加深睡眠，即控制睡眠时间来保证有效睡眠。

总之，睡眠时间的判断标准是睡眠质量，能够白天不感到困倦就说明睡眠时间足够。判断一个质量好的睡眠的简易标准有以下几条：①入睡快，在10~20分钟入睡，即入睡前等待时间不超过半小时；②睡眠深，呼吸绵长不易惊醒，无起夜或很少起夜，每天晚上总共醒来时间不超过半小时；③无惊梦现象，醒后很快忘记梦境；④起床快，早晨起床后精神好；⑤白天头脑清晰，工作效率高，不困倦。

三、睡眠环境

（一）卧室环境

睡眠需要一个温馨的卧室环境，温度、湿度、声音、灯光、颜色、设施设备等合适。通常人体在18~22℃室温中可获得安睡。如果温度过低，皮肤受到寒冷刺激，全身血管收缩，交感神经兴奋，甲状腺激素分泌增加，会影响入睡。如果温度过高，人的新陈代谢加快，引起出汗，能量消耗增加，也会影响睡眠。适宜的相对湿度是60%~70%。选择吸汗性好的睡衣，有助于身体舒适度的维持。

安静的环境是睡眠的必要条件，超过35分贝的声音会使人难以入睡，达到40分贝能使5%睡着的人惊醒，达到70分贝能把30%熟睡的人惊醒。但对声音的适应性有很大的个体差异。一般女性对声音的敏感度比男性高。久居城市的人对夜晚车辆的敏感度会降低。光是最具有影响力的生物节律调节因素。晚上睡觉时应关闭电脑或电视等可以发出光线的电器。最适宜的睡眠亮度是能看清周围物体的轮廓。因此卧室柔和、偏暗的灯光，会促使人入睡。老年人和习惯起夜的人，可以选择安装5瓦的小夜灯。白天的日光对于提高觉醒度、消除困倦和区分昼夜都有一定的作用。白天接受太阳光的沐浴可以帮助入睡并使睡眠加深。需要白天休息的人，可使用质地较厚的遮光窗帘降低清晨光照对人的促醒作用。

卧室色彩以暖色调或中性色调为主，反映出静谧、舒适、温馨的情调，尽量避免使用过冷或反差过大的色调。此外，也需要注意色彩对人体的生理和情绪的影响。红色、橘红或明黄色使人兴奋、烦躁，深紫、深绿、深蓝色等偏暗的色调使人心情沉重，都不利于睡眠。可以选择粉红、淡紫、淡黄、淡蓝、淡绿等轻松明快的色调，使人感觉宁静、放松，易于睡眠。相当多的人喜欢白色的卧室墙面。

（二）寝具

良好的睡眠也离不开舒适的寝具。寝具主要包括床、床垫和枕头等。舒适的寝具要符合人体工程学原理，即床与身体的曲线完全贴合，提供人体各部位最适当的支撑，让肌肉彻底放松，达到最好的睡眠效果。第一，床的软硬度。床的软硬度不是绝对的，需亲自体验其软硬度，以平躺时床垫下陷在10%以内为适中。第二，床宽。床宽以人的肩宽的3倍为宜。床太宽，容易让人产生心理不安；床太窄，容易掉床或活动受限。第三，透气性。透气性应该良好，不发霉、不滋生细菌。第四，保养。床需定期保养，包括定期日晒，定期把床垫的头尾对调或翻面，不定点重压床垫。此外，弹簧失去弹性，则需更新。第五，枕头。枕头需符合人体颈椎生理弯曲，使颈后部肌群、韧带放松。枕头高度以自己的拳高为宜，一般以6~15厘米为宜，8厘米左右最佳。宽度以自己的肩宽为宜，软硬适中。枕芯材料要有较好的弹性、透气性、防潮性、吸湿性，吸附性小，易洗涤。枕芯易滋生细菌，要定期更换或暴晒。第六，被子。被子应保暖，宜轻不宜重，宜宽大。不蒙头睡觉，起床后不马上叠被，经常晾晒被子。第七，睡衣。睡衣面料以自然织物为主，宽松、柔软、少纽扣、色浅，穿上呼吸顺畅。

知识扩展6—5

刺激控制疗法

对于原发性失眠患者，可采用刺激控制疗法来改善睡眠。刺激控制疗法包括以下几条：

＊只有当困乏时才躺下睡觉。

＊在床上不做与睡眠无关的事情，如看电视、听音乐、看书、吃东西或者想事情等（性活动除外）。只有当想睡觉时才躺到床上。

＊如果发现自己躺在床上睡不着，起床，然后去另外一间房。当有睡意时回到卧室。即睡不着就立即远离床面。

＊如果还是睡不着，重复第3条。必要时整夜都要重复这条建议。

＊设置闹钟，不管你前夜睡眠时间是多少，每天早上在同一个时间起床。

＊白天不要小睡。

四、睡眠相关其他行为管理

（一）睡姿

睡姿主要有四种：仰卧、俯卧、左侧卧和右侧卧。不同人群的最佳睡姿不一样。对于没有特殊身体疾病的人来说，仰卧和侧卧均可。对于有疾病的人，则需要注意不同睡姿的不良影响。对于打鼾的人，仰卧睡眠会加重打鼾。俯卧，即趴着睡，容易压迫心脏、肺等器官，影响呼吸，加重心脑血管疾病。但俯卧睡眠对腰椎疾病患者有好处。左侧卧睡眠会压迫心脏，是较不健康的睡姿。右侧卧睡眠对于打鼾的人来说是非常好的睡姿。最好的睡姿是半侧卧，即两腿并拢，稍屈膝，或下面腿伸直，上面腿屈膝，身体略向前倾呈半侧卧。半侧卧位可以使肌肉得到最大限度的放松。在实际睡眠中，睡眠姿势不是一成不变的，无论采取什么睡姿，身心放松，舒适即可。

（二）心理状态

入睡前，身心应该处于放松状态。处于紧张、愤怒、焦虑、抑郁的心理状态，很难有高质量的睡眠。如有需要思考的问题，应处理完再上床。保持对睡眠开放的态度，采用运动和温水浴以及调整呼吸的方式达到身心放松的目的。进行呼吸放松时，先至少做5个腹式呼吸，然后从头部开始扫描身体，感受身体的状态，如紧绷、酸痛，持续1~2分钟体会这些感觉，同时有意识地放松这些部位。身体扫描的顺序：头部、颈部、肩部、双臂、整个背部、胸部、上腹部、下腹部、后腰部、臀部、双大腿、双膝盖、双小腿、双脚。

（三）运动

经常性运动可以加深睡眠。一般来讲，下午及傍晚的运动有助于促进当晚的睡眠，其催眠效果好于清晨、上午及睡前的运动。运动对睡眠的影响与运动量有关：中等强度及以下的运动能加快入睡，并加深第一次快波睡眠之前的睡眠；过分剧烈的运动不能使入睡加快，却能使后半夜睡得更深；过分剧烈运动主要影响第二晚的睡眠。

（四）食物

入睡前避免胃肠道高度活跃，晚饭一般安排在入睡3小时以前。当然，晚饭过早，入睡时饥肠辘辘，也难以安睡。另外，保持进餐时间相对固定，使消化液的分泌与进食的时间相吻合，有利于消化。晚上不要吃太多，能量不要太高，如果每晚11点左右睡觉，三餐能量分配比例可为3：4：3；如果晚上9至10点时睡觉，三餐的能量分配最好是4：4：2。晚餐少食用产气食物，如豆类、马铃薯、白薯、芋头、玉米、面包、添加甜味剂的饮料及甜点、香蕉、包心菜、洋葱等。

（五）沐浴

温热效应和水的刺激使全身毛细血管扩张，血液循环加速，血液重新分布，大脑供血相对较少，从而产生睡意，还能把深睡眠集中在睡眠最初的时间段。但沐浴有适当的方法：温度以37~40℃为宜，只要沐浴使体温上升0.5~1℃，然后下降即可顺利入睡。沐浴时间为入睡前30~60分钟，沐浴时长20~30分钟。若想泡热水澡，则应提前至睡前2~3小时，浴室温度以25~27℃为宜，浴室温度越低，入浴后血压变化越大。晨起后，一个水温稍微低一点的沐浴可以使人振作精神。

（六）嗜好行为

酒精有一定的催眠效应，可使入睡潜伏期缩短和抑制快波睡眠，但停止饮酒后快波睡眠反跳性增加，睡眠变浅，觉醒次数增多，同时慢波睡眠仍持续减少，总体睡眠质量下降。饮酒者感到睡眠不足，倾向再次饮酒。而酒精容易出现耐受性，相同的量会渐渐丧失睡眠导入作用，使摄入量逐渐增加。长期饮酒会引起肝脏功能受损。此外，酒精能增加安眠药（苯二氮䓬类药物）的成瘾性，且具有协同效应。当停用安眠药时，容易产生戒断症状，使睡眠障碍加重。因此，失眠者不宜饮酒。

香烟中的尼古丁低浓度时具有轻度镇静和放松作用，但这一作用消失很快。高浓度时则可引起唤醒和激越效应，这种效应可以持续几个小时。当戒烟时，尼古丁的中枢兴奋和抑制作用同时发作，导致既想睡又睡不着的体验。因此，夜间吸烟会妨碍睡眠。

咖啡因存在于咖啡、红茶、可可、绿茶中，在可乐类饮料中也含有。咖啡因能阻断腺苷受体，引起皮质唤醒，觉醒作用明显。咖啡还有利尿作用，导致夜间出现尿频，引起中途觉醒增加。但咖啡因的效用有很大的个体差异。咖啡因和酒精同时服用可引起一种特殊的睡眠障碍，最初3~4小时内两者效用相互抵消，4小时之后酒精的反跳性效应和咖啡因的兴奋性效应同时发作，服用者会特别觉醒。

（七）药物

长期服用某种药物或者对某种药物敏感或者不适应，均会影响睡眠质量。影响睡眠的药物主要有抗结核药、利尿药、降压药、抗抑郁药、抗胆碱药、抗心律失常药、抗哮喘药、糖皮质激素、抗癌药、抗癫痫药、避孕药等。

（八）认识做梦

梦是睡眠中周期性出现的一种有多种感觉影像的复合体验，是快波睡眠后残留的一段记忆，是一种自发性产生的幻觉。虽然梦境千奇百怪，但都是做梦者各种人生经历和体验的内心折射。有的是睡眠前24~48小时的生活经历，有的是上周和上个月的生活经历，还有的是在无意识和潜意识里反映了此前所有人生经历。梦的产生同大脑内一些部位的特定神经元活动有关，主要是维持快波睡眠的脑桥。在快波睡眠时，虽然没有外界视觉信息的传入，但是相应系统激活，使得睡眠者仍然认为信息是从外界传入的，便形成梦的各种知觉，而这种认知的整合过程可以被来自脑桥的脑桥-膝状体-枕叶波打断，故梦常常是不连续和不符合逻辑的。

研究认为，每天晚上做4~6个梦是正常的，做梦是人体的生理需要。梦有助于脑功能的修复和完善，增进记忆，对记忆的信息进行整理和储存；梦可以调节情绪，维持心理平衡；梦有助于启迪创造性思维。目前已知有两个疾病对做梦有明确影响：一是发作性睡病，二是睡眠呼吸暂停综合征。前者会让梦增多，因该病患者存在快波睡眠抑制缺乏，患者入睡后迅速进入快波睡眠，而且容易觉醒，很多再次入睡，使快波睡眠增多，故做梦增多，醒后能生动描述梦境。后者会让梦减少，以至于不做梦，可能是由于患者被频繁憋醒，严重扰乱了睡眠，意识模糊，不能清醒记忆梦境。

（任晓晖）

第七章 性行为与健康

学习目标：
- 了解性别与性别角色。
- 熟悉性行为的类型。
- 熟悉性行为与生殖健康和性传播疾病。
- 掌握安全性行为的相关要求。

性是人类的本能行为，存在于我们每个人的生活之中。性既是一个生理现象，又是一个社会现象。在多元文化的时代背景下，处于性活跃期的青年人急需科学的性相关健康知识的普及教育，从生理、心理与社会多个视角来正确认识性及相关行为与健康知识，树立正确的性观念，掌握科学的性生理与保健知识，正确认识、处理和完善性相关行为。

第一节 性别与性别角色

性别，即性的差别。性别的发展过程称性分化，这个过程在人出生前的胚胎时期的第六周便已开始。性的分化是由性腺甾类激素激发和控制的。这些激素能够在永久性的分化性器官中发挥组织协调作用，使胎儿获得女性或者男性的特征。

一、两性生理性征

性征为区别男女两性的特征，也是男女性别特点的表达。男女两性在生殖器结构方面的差异是各自性别最根本的标志，称为第一性征，在出生时就会分别显现出该性征。除了第一性征外，男女两性在生殖器以外的身体其他方面的性别差异，如毛发、声音、体型及皮下脂肪分布等，称为第二性征，又称为副性征。第二性征在男女两性进入青春期后显现出来。

（一）第一性征

男性出生时具备的性器官为睾丸、阴茎、阴囊、附睾、输精管等。随着身体的发育，男性的主副性器官会逐渐增大，阴茎能够有力勃起，这是未来实现男女性和谐的基础。因此，保护好生殖器是男性要特别注意的问题。

女性的性器官为卵巢、阴道、子宫、输卵管、大阴唇、小阴唇、阴蒂等。女性的主副性器官从幼稚型变为成人型是第一性征的特点，主要表现为阴道长度与宽度增加，阴道黏膜变厚并出现皱襞，子宫增大，卵巢增大，输卵管变粗，阴阜隆起，大阴唇变肥厚，小阴唇变大且有色素沉着。

(二) 第二性征

在青春期性腺发育后，雄激素刺激生殖器官的生长发育，促进男性第二性征出现并维持其正常状态。在青春发育期，副性器官对睾酮的刺激特别敏感，随着睾酮分泌的增加，男性第二性征逐渐开始出现，伴随睾丸体积的增大，出现直的阴毛，阴茎发育，出现卷曲的阴毛，声带变厚，声音变得低沉和粗厚，喉结增大，肛门周围长毛，腋毛、阴毛出现并呈典型男子型的体毛分布，第一次遗精，胡须形成，皮肤变厚，皮脂腺增生，皮脂腺分泌增加，肌肉发达，骨骼变硬、变粗，身高迅速增高，皮下脂肪消失，皮下静脉显现，开始出现浓烈的男性气质和男子阳刚之美的典型体态。

女性的第二性征发生于女性的青春期，即月经初潮至生殖器官逐渐发育成熟之时，通常为10～19岁。女性第二性征的特征是乳腺发育，乳房丰满而隆起；月经来潮，雌激素水平达到一定高度；乳房开始发育后的半年至一年出现阴毛，阴毛通常首先出现在阴唇，有时在阴阜；腋毛的出现一般在阴毛出现半年至一年以后；音调变高，臀部突出，骨盆横径发育大于前后径，骨盆变得宽大；肩、胸、臀部皮下脂肪增多，呈现女性特有的娇美体态。

二、社会性别角色

性的差别不仅表现于生理方面，即男女性别特点的表达特征不同，同时也表现于心理方面，即精神功能和精神行为的差别。现代社会性别理论提出不能只简单地将两性差异视为生理现象，两性差异也是社会建构的结果。如大部分社会的男女发型、衣着有区别。目前通常认为社会性别是社会对不同性别的行为期待，如社会通常期待男性是勇敢的，而女性是温柔的，在整个社会中存在着大量对男性与女性不同的行为期待。在一个既定的文化环境下，性别的行为差异是一个社会运行的重要基础。

根据社会学的观点，社会性别角色是社会化的结果，或者说是社会规范内化的结果。社会规范通过家庭、社区文化、学校与大众传媒等途径塑造个人的性别角色。性别的心理差别主要源自生理、发育以及文化因素的交互作用，且存在于多个方面，如精神卫生、认知能力、个性以及暴力倾向。这些差别可能为天生的，也可能是后天获得的。

(一) 社会性别的生理基础

虽然目前一些理论研究者强调社会性别是被社会建构出来的，但男女在生理上确有差异，而这种生理差异是大部分社会中社会性别差异的基础。在同一地域同一人种，男性身高通常比女性高，身体更为强壮。因此传统社会分工中，男性从事较重的体力劳动，而女性从事较轻的体力劳动。

虽然目前社会分工中，体力劳动所占比重非常低，但在一定情况下，男女的这种生理差异还是有影响的。如在性暴力犯罪中，通常受害者为女性。

（二）社会性别的历史性与文化性

虽然生理差异一直存在，但随着时代的变化与文化的发展，社会规范在变化，社会性别规范也会变化。社会性别规范的差异对人类的性造成多方面的影响。

1. 对家庭生活的影响。

从广义的角度来看，家庭与性有着重要的关系。家庭被绝大多数社会认为是发生合法性关系的前提，同时家庭生活保证了人类的繁衍。而在不同的社会规范中，家庭的表现不同。最明显的是现代社会的家庭变化。大部分传统社会都崇尚生育，强调多子多福。根据联合国人口基金会的统计，从20世纪70年代以来，全世界大部分社会都出现少生的趋势，而在一些发达国家青年人群的婚姻年龄不断推迟，不婚人口不断增加。

2. 对性欲望的影响。

社会性别规范还可以影响人的性欲望。在人类性行为中，性唤起是一个重要的心理机制，而性唤起会受到社会性别规范的影响。跨文化的研究发现，不同社会的审美有着较大的差异，比如中国古代女性缠足，这在中国历史上一段时期曾被认为是女性美的标志。这种审美的差异会影响人的性欲望。

3. 对性行为选择的影响。

在欧洲中世纪，由于受宗教的影响，非生育的性行为都是不被提倡的，如手淫在当时的文化环境下被认为是有害的。现代社会人类的性行为已经不完全与生育联系在一起，人类的性行为多样化。特别是与传统社会相比，现代社会的人们非常容易获得各种类型的性刺激。

（三）性别认知过程

目前有很多理论对性别的自我认知过程进行解释和总结。这些理论主要关注儿童是如何组织和消化来自社会环境的信息，并强调儿童在这个过程中的主动性。

1. 性别认知理论发展。

（1）社会认知理论：社会认知理论强调人的发育是由许多复杂因素交互作用的结果。社会认知理论通常联系了行为（如活动类型）、人（如期望、意图和目的）和环境（如模仿、加强）三组变量，且三组变量之间相互影响。社会认知理论指出性别的形成很大程度上依赖早期的外部因素。他们认为人从出生以来的社会化历史给他们提供了特定的男性或者女性的信息，包括他们的衣着、玩具、参与的活动等。在家庭甚至整个文化当中，性别固化的模仿作用也不容忽视。当孩子做出与自己性别不相符的某些行为时，会遭到成人或者同龄人的奚落，因此孩子便会朝着性别固化的方向靠拢。当孩子主动开始按照与其性别相符的标准去做出行为的时候，他们因为按照自己的标准去做出行为而感到满意，由此指导自己的行为。而且，他们会评价自己的行为是否违反了某些标准，即使是在没有外部奖励的条件下也会对做出与标准相符的行为而感到满意。

（2）认知发展理论：虽然社会认知理论强调认知与内容的自我约束，许多理论学家仍然认为在分析儿童的性别形成时，有更多的基础认知过程应该被予以考虑。具体而言，孩子的自我概念在他们自我鉴定性别的过程中起到了很大的作用。在认可观察学习的重要性的同时，认知发展理论用不同的方法呈现出了孩子是如何理解并扮演他们性别角色的。该理论假定基本的性别态度不是直接来源于生理上的直觉或者单纯的文化规范,而是孩子将他/她的社会世界与性别角色保持一致的认知产物。

认知发展理论提出性别的形成总共有三个阶段。

第一阶段:性别标记期。孩子能够将自己和其他人鉴别为男孩或者女孩(爸爸或者妈妈)。然而,这个阶段的性别在时间和外貌体征方面不是稳定的。例如,头发的长短或者衣服的类型对于他们的性别鉴定有较大的影响。

第二阶段:性别稳定期。在这个阶段,孩子在识别性别方面是稳定的,男孩将要朝着爸爸的方向成长,女孩会朝着妈妈的方向成长。然而,他们对于性别恒定的特质还没有完全理解。时间和外貌体征仍旧对他们的判断有影响。

第三阶段:性别一致期。孩子能够完全理解性别不是随着时间和情景的改变而改变的。

(3)性别基模理论:性别基模理论是在1981年由Sandra Bem提出的,之后在1983年由Carol Martin和Charles Halverson进行了完善。性别基模理论提出孩子的认知发展与社会影响同时对性别形成产生重大效应。

性别基模理论的核心观点是孩子从他/她所处的文化中学习到性别的差距,特别强调文化环境在性别形成中的重要性。这一理论认为,孩子会根据他们所处文化的社会规范调整他们对性别的认知。性别基模是基于孩子与他人、环境和文化之间的互动、交流和观察所建立的,孩子通过观察他/她所处的社会和文化是如何定义男性和女性的,形成自己的性别基模。根据性别基模理论,孩子最开始的时候会发展一个简单的区别男性和女性的概念。在两到三岁的时候他们首先了解到自己的性别,然后逐渐学习到在他们所处的社会里什么是男性、什么是女性。一旦对此有了清楚的理解,他们会主动索取那些与性别角色和性别特点有关的信息,之后,会展示出与其性别相符的行为。

性别基模理论将个体归类为四种不同的性别种类。①传统性别化:通过性别基模来处理信息以及鉴别性别。②反传统性别化:通过与前者完全相反的角度来处理与性有关的信息以及鉴别性别。③两性化:同时展示出男性和女性的思维模式。④未分化:不能稳定地展示出男性或者女性的思维模式。

性别基模理论对性别形成的解释有很好的帮助。社会文化对一个孩子性别形成的影响在出生之前就已经开始。父母针对孩子性别所取的名字、所备置的房间等都在影响着孩子性别的形成。性别基模理论是一种能解释这种现象的很好的理论,同时也是一种将性别差异更加固化的方法。

2. 性别认同困难。

性别认同困难也叫性别认同障碍(Gender Dysphoria/Gender Identity Disorder),即人对自己的性别鉴定与自己本身的生理学性别不符。性别认同障碍的流行病学调查发现,它在人群中发生的比例,荷兰和比利时为0.05%,新西兰为1.2%。

要达到性别认同障碍的诊断标准,需要个体存在以下症状6个月以上。

在儿童期,包括以下症状:①即使自己事实上是一个男孩(或拥有男孩的性器官),也一直坚称自己是女孩,反之亦然;②喜欢和异性(但自己认为他/她与自己是同性)的朋友一起玩;③拒绝一切与他/她生理性别相符的衣服、玩具和游戏;④喜欢采取与他/她生理性别不符的方式小便;⑤不想要自己的性器官;⑥即使自己拥有女孩的性器官或者特质，仍然相信自己将来会成长为一个男人，反之亦然；⑦对于青春期发生的身体上的变化产生极大的反感或者压力。

在成人期，包括以下症状：①非常确信他/她的真正性别与自己的身体不符；②对自己的性器官感到厌恶，他们为了避免看到或者接触到自己的性器官，可能拒绝洗澡、换衣服或者发生性行为；③有非常强烈的摆脱自己性器官/性特征的愿望。

性别认同障碍的治疗措施主要包括心理咨询、心理治疗、激素治疗、性别表达或手术。治疗不是为了改变他们针对自己性别所产生的想法，而是针对他们的压抑等情绪问题。在青春期刚开始的时候，可以选择在医生的指导下服用一些激素（雄激素或者雌激素）来阻止第二性征的明显化。在成年的时候，也可以在医生的指导下选用激素（雄激素或者雌激素）来发展或者形成一些自己想要的身体特征。这个时期也可以选择手术的方法。

（四）性倾向

性倾向又称"性偏好""性指向""性取向"，用来描述一个人的性渴望、性幻想和性感觉，通常是同性或者异性。性倾向通常分为异性倾向、双性倾向和同性倾向，现在也有人提出无性倾向。1948年，金西较早地提出了同性恋与异性恋之间存在双性恋这一事实。

1. 同性恋概述。

同性恋是以同性为对象建立起亲密关系或以此性取向作为主要自我认同的行为或现象。同性恋又包括同性恋倾向与同性恋行为。

同性恋倾向在很大程度上是指一个人内在的情感认同，同性恋行为就是与同性发生了亲吻及以上性关系的行为。一个人可以有同性恋倾向但不表现出同性恋行为。单纯通过同性性行为并不能简单判断一个人是否就是同性恋，如境遇性同性恋，是指在一些特殊的与异性完全隔离的小环境下产生的同性性行为。

2. 同性恋不是精神疾病。

在20世纪50年代之前，同性恋被认为是一种精神疾病。随着科学的发展，同性恋慢慢地不再被视为一种罪恶，也不再作为一种精神上或者心理上的疾病，而渐渐地开始被视为只是与多数人不相同的一种生活方式。1973年，美国精神协会将同性恋从精神病体系中去除。1975年，美国心理协会正式宣布，同性恋不属于心理疾病，并于1984年将其纳入心理学研究体系。1990年5月17日，世界卫生组织将同性恋从精神病名册中除名。编号为ICD-10的国际疾病分类标准中已不再包含同性恋相关内容，因此同性恋倾向不需要任何治疗，目前已知的针对非异性恋倾向的修复疗法或转性疗法都被证明无效，而且会严重威胁当事人的健康与福祉，甚至对其生活造成灾难性的破坏。

在我国，2001年4月20日出版的《中国精神障碍分类与诊断标准（第三版）》（CCMD-3）中对同性恋的定义：同性恋是指在正常生活条件下，从少年时期就开始对同性成员持续表现性爱倾向，包括思想、感情及性爱行为；对异性虽可有正常的性行为，但性爱倾向明显减弱或缺乏。因此，难以建立和维持与异性成员的家庭关系。由此可以看出，在我国，同性恋也开始以一种非疾病的地位出现。

知识扩展 7-1

现代社会的同性恋

西方发达国家同性恋群体的社会运动要比其他地区活跃，更易成为社会热点问题。以美国为例，美国同性恋者争取婚姻权和平等权的运动始于20世纪70年代，在此之前，由于害怕受到社会的歧视和伤害，同性恋者对他们的性取向秘而不宣。1969年纽约市石墙旅馆事件改变了美国同性恋者的态度，同性恋者开始在政治上组织起来积极捍卫权利。从2003年开始，同性婚姻逐渐在一些州合法化，这成为分裂美国社会和政治的一个具有高度争议性的问题。2015年，美国最高法院以5∶4的投票结果裁定同性婚姻合乎宪法。这一裁决结果意味着同性婚姻在全美50个州全部合法，13个州对同性婚姻的禁令随之撤销。美国成为全球第21个在全境承认同性婚姻的国家。

法国于2013年4月23日成为欧洲第9个和世界第14个将同性婚姻合法化的国家。《同性婚姻法案》在法国国民议会里以329票对229票通过，同年，有约7000名同性恋者注册结婚，占当年结婚总对数的3%。

我国关于同性恋的研究出现较晚，基本是在1980年之后才开始。中国同性恋问题的社会学研究始于中国社会科学院研究员李银河博士。1992年李银河博士与她的丈夫王小波共同出版了《他们的世界》一书，较为系统地揭示了中国现代社会中存在的同性恋情况。

时至今日，由于经济发展和社会观念的逐渐开放，同性恋现象作为一种社会问题逐渐浮出水面。受西方文化中同性恋文化的影响，越来越多的人开始理解和接受同性恋现象的存在。如今我国很多城市都有同性恋聚集活动的专门场所，但总体来说仍属于小范围的地下活动。

3. 与同性恋有关的社会问题

虽然同性恋现象已渐渐被社会理解和接受，但是同性恋可能造成的社会问题仍不可忽视。

（1）艾滋病：同性性行为是早期艾滋病传播的最主要方式。目前在我国的艾滋病疫情中，通过男男性行为传播占了较大的比重。不同方式的性行为中，肛交的危险性最高，男男性行为常常采取肛交的方式，直肠内的碱性环境适宜艾滋病病毒生存和繁殖，而肛肠的黏膜薄而脆弱，相对于女性的阴道，肛肠弹性更低，抵抗力也更弱。在男同性恋者进行肛交时，肛门直肠皮肤黏膜易破损出血，艾滋病病毒从肛门或直肠的破损处侵入，直接进入血液循环。且男同性恋大多数没有固定的性伴侣，多伴侣是男同性恋艾滋病感染的重要原因之一。另外，男同性恋人群安全套使用率也比较低。综上，男同性恋感染艾滋病的风险更高。特别需要指出的是，有相当一部分男同性恋者同时拥有异性伴侣或组建了家庭，这增加了艾滋病由高危人群向普通人群扩散的危险性。因此在男同性恋者中，应大力加强安全性行为教育以预防艾滋病。

为了防控艾滋病，政府部门通过同伴教育等在同性恋群体中开展了安全性行为方面的健康教育，由此出现了一些公开的同性恋群体的志愿者组织。

（2）家庭问题：在同性婚姻不被认可的国家和地区，由于受到强大的社会与家庭压力，许多同性恋人群会选择与异性组成形式上的婚姻，俗称形婚，这对当事人及其组建的家庭都有可能带来一定的问题和伤害。

（3）儿童养育问题：同性恋结合的家庭是否可以养育儿童目前已成为同性婚姻合法化国家争论的一个焦点。同性恋家庭因无法生育后代，只能采取领养的措施，但生活在一个同性恋家庭，儿童的性取向会受到一定影响。对儿童的监护人（或机构）来说，将儿童交给同性恋家庭抚养，这可能导致儿童失去建立正常性取向的机会，特殊的家庭形式所致的外界影响可能对儿童的身心发育造成一定不利影响，所以同性恋人群领养儿童并没有得到多数人的认可。

第二节 性行为与生殖健康

性行为是指为了满足性需要的固定或不固定的性接触，是性表达的一种具体行为方式，包括拥抱、接吻、爱抚、性交等。

一、性行为的类别

性行为主要包括自体性刺激以及与他人的性行为。

（一）自体性刺激

自体性刺激（Autoeroticism）是一类仅个体自身参与的、与他人无互动的性活动，常见的有性幻想、性梦、自慰，还包括对自身刺激的其他方式。无论在男性还是女性中，自体性刺激均较为普遍且形式多样。

1. 性幻想。

性幻想是指人在清醒状态下对不能实现的与性有关事件的想象，是自我编织的带有性色彩的白日梦。性幻想属于大脑皮层活动的产物之一，介于意识和潜意识之间，是对现实生活中暂时不能实现的希望的精神满足，可强化躯体刺激，加深性体验，提供更深层的性满足。

性幻想是人类常见的性现象，每一个心智健全的人都会有性幻想，只不过在出现频率、长短、内容、性质以及对待它的态度等方面存在着较大的差异。性幻想在每个人的性生活中都是很重要的一部分，在性活动中，性幻想甚至比现实更加重要。有研究发现性欲与性幻想呈正相关，性欲越强，性幻想越频繁，性生活的满意度越高；性幻想越频繁，性幻想者对多样化的性活动更易接受，性经验也更加丰富。有时，人们通过性幻想可以使自己暂时性逃离无趣或沉闷的现实环境，如日复一日的单调机械的工作，从而有效地缓解现实生活中的焦虑和厌倦情绪。

2. 性梦。

性梦是指在睡梦中与性对象发生性接触而出现冲动或性高潮的现象，这是青春期性成熟后出现的正常生理、心理现象。性梦有性别差异，男性多于女性，几乎所有的男性和超过半数的女性有性梦经历。性梦的机制尚不清楚，人们认为其本质是一种潜意识性思维活动，可能与性激素水平以及睡眠中性器官的刺激有关。

男性性梦会导致睡眠性高潮（Nocturnal Orgasm），又称遗精（Emission），发生概率约为8%。女性性梦时出现性高潮则不普遍，占2%~3%。梦境内容不一定都是露骨的，即使有些看似与性无关的梦也可能导致性唤起。有些性梦者半夜醒来发现阴茎勃起或阴道湿润，身体好像做爱般律动，有些性梦者在醒后有舒心的感觉。性梦不由人的意志所控制，性梦中的各种性行为并不代表性梦者的真正意愿。因而，应顺其自然，不必为自己的经历而担心和焦虑。

3. 自慰。

自慰（Masturbate）俗称手淫，是一种常见的自我性满足的行为，属于正常的生理现象。研究显示，90%左右男性和60%以上女性有过自慰行为。历史上，国内外曾对自慰持有堕落、道德败坏、精神疾病甚至罪恶的观点，直至20世纪后半叶，世界各国才逐步认识到自慰不是异常和不良行为。1991年在荷兰首都阿姆斯特丹举行的"第十届世界性科学大会"上有学者宣称，自慰不仅不是一种病态行为，反而是一定程度上有益健康的行为。

自慰是不同年龄段的男女都会有的一种满足自我性要求的行为。无论男性还是女性，自慰行为主要集中在通过各种方式对性器官给予直接或间接刺激，最终达到性高潮的过程。男性的自慰方式主要包括直接用手来操作的自慰，或者采用器械来助"性"。女性的自慰方式则相对比较复杂，除了围绕阴道刺激展开的自慰行为，还包括对大小阴唇、阴蒂、乳房等部位的刺激。

随着医学的发展，自慰有害论的观点已经被逐渐抛弃。自慰不是精神疾病，也绝对不是一种罪恶的行为，自慰是性行为的方式之一，适当的自慰是一种正常生理现象，是性交的补充，具有独立性行为的价值。自慰行为没有必要也不可能完全戒除，一定频度的自慰行为是不需要防治的，但普及教育则特别重要。对于那些不懂自慰的人，没有必要去刻意诱导他们关注和讨论这个问题；而对于那些已经有自慰行为的人，则应该让他们科学认识自慰行为并加以合理引导。

同时应认识到，不当的自慰方式和频繁、过度的自慰会带来不适甚至造成性器官损伤。女性若用物品插入阴道或尿道，可能会出现阴道炎、尿道炎或膀胱炎。若异物滞留在体内，则需要外科手术处理。频繁的自慰可能提高刺激的阈值，男女真正性生活的局部刺激可能难以达到自慰的强烈程度，使男女在真正性交时难以出现性高潮。过度自慰可能造成男性无菌性前列腺炎和女性盆腔淤血，出现乏力、腰酸背痛、尿道灼热感、排尿滴沥不尽、会阴部不适、下身坠胀等症状。过度自慰还可能由于心理作用比如害怕、担忧和自责，导致头痛、头晕、注意力不集中等症状。若出现过度自慰，应自我矫治，必要时应接受医学咨询和辅助治疗。戒除过度自慰，一般不会影响性功能，即使过度自慰造成暂时性的阳痿、无菌性前列腺炎或女性盆腔淤血，经过一段时间的休养，也可恢复正常。因此，我们应科学对待自慰现象，减少不良的性刺激对自慰意念的控制，经常清洗并保持外阴清洁，避免包皮内积垢或阴蒂部位的不良刺激。对于有生殖系统炎症者，采用消炎药等对症治疗，可以消除患者的局部不适，有助于减少不良刺激诱发的自慰冲动。

（二）与他人的性行为

1. 亲吻。

人们的亲吻行为源于灵长目动物的本能。婴儿时期的吮吸母乳行为正是人们亲吻行为的最初形式。广义的亲吻包括父母对孩子的疼爱之吻、朋友间的友好之吻、各种礼仪上表达尊敬之吻以及伴侣之间表达爱意之吻。这里阐述的是狭义上的亲吻，即伴侣之间的亲吻。

亲吻是人们性经历的最初体验，是伴侣之间爱的象征和激情的体现，也是最普遍、最广为接受的性行为。亲吻能调动人的味觉与嗅觉，比如体味、香水味，通过激发无意识的联想与记忆，提供伴侣间探索对方身体的动力。最热烈的亲吻是唇吻，嘴唇与口腔是身体上精致的性感受器官，对触碰非常敏感，可以激发伴侣间爱的激情。

常规的亲吻行为是安全的，但如果亲吻用力过猛造成唇或口腔受伤出血，或者一方口腔本身有溃疡或伤口，则亲吻也存在疾病传播风险。

2. 口交。

在性行为活动中，用口腔（唇、舌、齿或咽喉）触碰性伴侣生殖器官的性刺激方式称为口交（Oral-genital Sex）。历史上曾经对口交持否定态度，但是随着时代的进步，卫生条件的改善，口交已没有既往的禁忌，越来越多的人接受口交。多项研究显示，70%~90%的男性和女性在性生活中有口交行为。

口交行为可以在伴侣一方进行，也可以双方同时进行。有时口交是某些伴侣性生活的主要形式，比如同性伴侣或避孕的伴侣采取的性生活方式。口交期间要注意双方适应程度，阴茎若伸入伴侣口腔过深，达到喉部，可能引起呕吐，造成伴侣不适。如果口腔用力过大，牙齿可能致伴侣性器官损伤。口交可能引起疾病传播，有研究发现，口腔内有伤口或溃疡，口交时可能通过口腔感染艾滋病病毒、梅毒等，导致疾病的发生。因此，口交并不是绝对安全，必要的防护是需要的。

3. 性交。

性交（Sexual Intercourse）是指男性将阴茎插入女性阴道的性行为方式，即阴茎-阴道性交或称为阴道性交，是异性恋男女最核心的性行为。阴茎-肛门的肛交方式有时也会被称作性交，但这里讨论的是前者，即阴茎-阴道性交。从生物意义上来看，性交的目的是繁衍后代，但是人类性交的意义远胜于此。性交需要伴侣双方的生殖器参与，它不仅带来生理上和心理上的快感，还可增进交流并传达爱意。也有研究认为性交有增进伴侣双方健康的效应。对于男性，性交活动能够增进雄性激素的分泌，雄性激素能够加速机体多种蛋白质的合成，如促进免疫球蛋白合成，提高人体免疫力，也能作用于骨髓造血机能，使男性肌肉发达、精力旺盛、充满阳刚之气。定期射精，能够帮助清除前列腺内积累的前列腺液，减少或者避免慢性非细菌性前列腺炎或病原体感染。对于女性，性交能够提高雌激素分泌水平，雌激素不仅是保持女性性征的重要激素，还有降低血管通透性、降低血清胆固醇、防止骨质疏松、促进神经系统及泌尿系统健康的功能。对于男女伴侣双方，性交相当于做慢跑运动，增加机体热能消耗。和谐的性生活能够减少精神压力，解除精神紧张，促进积极情绪，促进新陈代谢，防止大脑老化以及心血管疾病。

从性健康的角度来看，性交应注意以下问题。

伴侣双方保持清洁卫生，在性交前要清洁身体，尤其是要清洁性器官；不要在女性月经期性交，子宫颈口在女性经期是开放的，性交极易感染，导致子宫或附件发炎；若感染性疾病未治愈，特别是感染了艾滋病病毒（HIV），不要过性生活；在性生活中男女应平等，不能完全由男性主导，男性若不尊重女方自尊心，不顾忌女性对某些姿势的反对，女性则无法获得性高潮和性满足，久而久之会导致女性性厌恶、性冷淡。

4. 肛交

肛交（Anal Intercourse）是指在性行为中男性将勃起的阴茎插入性伴侣肛门中的行为，有时也泛指其他涉及肛门刺激的性行为，比如用手指或其他物品插入肛门，甚至包括舔肛（Analingus），或以其他器官对肛门进行刺激的行为。

与其他性行为相比，肛交给参与者的健康带来更大风险。一方面，肛门不属于生殖器官，并不具备适合性交的生理条件。肛管与直肠交界处为齿线，齿线以下肛管受脊神经支配，疼痛反应敏锐。肛门处的上皮组织非常脆弱，而且肛管和直肠不会像阴道那样分泌液体，起到润滑作用，如果没有使用润滑剂，强行插入，容易撕裂肛门括约肌，引起剧烈疼痛。如果插入方的精液中有 HIV 病毒或者阴茎有损伤，则可使 HIV 通过肛管和直肠损伤或溃疡部位进入被插入方的血液循环，造成被插入方 HIV 感染。同时，若插入方阴茎有损伤和溃疡，被插入方血液中的 HIV 也可以通过损伤的性器官使插入方感染。其他疾病如肝炎、梅毒、尖锐湿疣等也可以由此而传染。肛交也会增加肛管直肠疾病如直肠脱垂、肛裂的发生。其他肛交性行为如舔肛或手指等其他物品插入肛门，均会造成损伤和感染。

因此，尽管肛交会给伴侣带来性爱高峰的体验，但从性健康角度来看，选择这种性交方式需要更加谨慎。在性交前，双方都确保不带有 HIV 或其他相关疾病，而且始终坚持使用安全套。即便使用舔肛这种性行为方式，也要用橡胶薄膜覆盖肛门及周围，以降低 HIV 感染以及其他性传播疾病和细菌性疾病感染的风险。

二、性行为与生殖健康

（一）性功能障碍

性功能障碍多种多样，其影响因素相当复杂，可以归纳为两大类：生理因素（器质性因素）和心理因素。生理因素包括影响生殖器官的血液循环机制、内分泌因素以及感染、药物所致疾病等。心理因素包括缺乏性生活的知识、不合理的文化熏陶、害怕怀孕等。这些因素导致男女性消极地对待性生活。无论哪种性功能障碍，最好咨询专科医生，及时矫正和治疗。常见的性功能障碍如下：

1. 无性高潮症。

无性高潮症是指一个人在性爱中总是无法获得性高潮。男女都可能患有无性高潮症。达到性高潮能够给男女双方在生理、心理和情感上带来愉悦和渴望。然而，如果总是达不到性高潮，性爱则会变成一种义务而成为沮丧、苦涩和消沉的源泉。

男性射精是男性到达高潮的标志，然而有些男性尽管射精，但并没有感到快感，目前医学上还无法解释。女性出现无性高潮症的情况比男性更常见，如果不采取矫正手段，部分女性一生都无法获得性高潮。女性出现无性高潮症的原因有多种，最常见的原因是性伴侣双方不了解女性生殖器，特别是阴蒂的结构和功能，以及如何在性生活中刺激它引起性兴奋。对阴蒂及其周围区域的直接刺激，可以让女性不需要阴道插入就可以获得高潮，如女性自慰、伴侣用手刺激或口交可以使女性获得性高潮。女性无性高潮症也可能是生理原因。由于性高潮是一种神经反射，阴蒂、阴道的肌肉和神经的任何病变和损坏都会使信息无法到达大脑，比如患性传播疾病或其他慢性病、长期酗酒、长期用药等造成生理病变和创伤。这些生理原因造成女性无性高潮症的只占很小的比例。

2. 性冷淡。

性冷淡即对性事的兴趣异常低下，不仅缺乏对性交的兴趣，对其他形式的性活动如自慰也缺乏兴趣，没有性爱的想法，没有性幻想。性冷淡的人在其他人身上找不到性的吸引力，也不会因为自身无法释放性欲而感到沮丧。实际上，完全无性欲的人极少，出现性冷淡的主要原因不是生理而是心理，比如缺乏自尊、焦虑、自我感觉差、有被性虐史或与性伴侣关系不好等。

3. 早泄。

早泄是最常见的男性性功能障碍，在任何年龄段都可能发生。很多男性在某个年龄段会出现早泄问题，40%左右的男性都受到过早泄问题的困扰，大多数情况下可自然改善而不属于性功能障碍。但如果每次进行性生活时都发生早泄，则属于性功能障碍。长期早泄的男性在射精过程中感受不到足够的快感，由此又会产生焦虑和恐惧，最终会导致性欲减退和勃起功能障碍。早泄也会导致女性不能性唤起，阴道常常没有足够湿润而性交，造成性交痛，性交痛又会导致性交的紧张感，男性射精更早进行，男女双方都无法感受到性高潮，形成恶性循环。

早泄的生理原因有多种，如尿道和前列腺病变、血管病变、神经性病变、抗抑郁药物和降压药物作用、阴茎头高度敏感、激素失衡以及其他任何影响射精反射机制的疾病。这些生理性因素所占比例相对较少，更多的是心理因素，如压抑的童年、不成功的性经历、家庭问题、缺乏性知识或各种压力等，也有来自伴侣的因素，如患有妇科疾病、无性高潮症、性冷淡等。

4. 阳痿。

阳痿是男性在想要进行或正在进行性生活时，至少有一半情况不能勃起或不能维持勃起状态。对于老年人，生理因素是阳痿的常见原因，即阳痿是一个人在逐渐衰老过程中随之而来的问题，50%的65岁以上老年人和75%的80岁以上老年人有阳痿现象。对于年轻人，心理因素如焦虑、疲倦和各种疾病因素是阳痿的主要原因。阴茎勃起需要足够流量的血液，因此与血管有关的问题如动脉硬化等可能阻断通向阴茎的动脉血。外伤、糖尿病、脑卒中、酗酒和手术等造成阴茎神经病变或损伤。尽管有些阳痿患者有正常的激素功能，血液也可以顺利地到达阴茎，但是血液像退潮一样迅速消退，不能维持阴茎勃起状态。

（二）避孕

避孕是指采取服用避孕药物、用具、手术的方式或利用生殖生理的自然规律达到避免受孕的目的的一类行为。对于因健康问题、学习工作问题或其他问题不想或者暂时不想生育的人而言，避孕是延迟生育的首要措施，既能有效地控制家庭的人口数量，也能让父母有足够的精力和能力履行为人父母的责任，给孩子提供更好的生活质量。

很多青年男女由于性知识缺乏，对避孕节育了解甚少，造成了一定的生理和心理伤害，特别是非意愿妊娠已经严重威胁到广大女性的健康。若能及时有效地采取避孕措施，可以预防大多数非意愿妊娠，使女性免受人工流产之苦。

1. 避孕的原理。

受孕是一个非常复杂的生理过程，必须具备足够的条件才能成功受孕。而避孕则是控制这个生理过程，干扰必要的受孕环节。具体来说，避孕有以下五种不同的方式：抗生精，阻碍精子生成或干扰精子发育；抗排卵，抑制卵泡发育或排卵；抗受精，阻隔精子卵子的相遇或在精卵相遇前杀死精子；抗着床，改变子宫内环境，阻止受精卵的着床和发育；抗早孕，使已经着床的胚泡或胚胎从子宫腔排出体外。

知识扩展 7-2

避孕的起源

在人类的历史中，人们很早便开始发明和使用各种方法进行避孕。早在 3500 年前，古埃及人用象形文字记录了一个古老的避孕处方，即将阿拉伯树胶、椰子和蜂蜜浸湿的羊毛棉球植入女性体内防止怀孕。该方法后来被证明有效，因为阿拉伯树胶中含有的乳酸是一种天然的杀精剂。

公元 17 世纪，英王查理二世的御医 Condom 发明了用小羊盲肠制作的男用安全套。

1832 年，美国医生查尔斯·诺顿（Charles Norton）发明了一种避孕溶液，性交后通过注射器注入子宫。

1838 年，德国医生弗里德里希·王尔德（Friedrich Wilde）给病人开小子宫帽，月经期间就可以覆盖在子宫颈上面，"王尔德帽"成了现代子宫帽的前身。

1956 年，哈佛生理学家格利戈里·平卡斯（Gregory Pincus）发明了口服避孕药，被誉为"口服避孕药之父"。

各种避孕用具如安全套、避孕海绵、冲洗器和子宫帽等逐渐被推广。避孕药物和用具的发明，使人类开始主动控制自己的生育，摆脱妊娠分娩的压力，更能够享受性带来的快乐。

2. 常用避孕方法。

随着人类的不断探索和医学的进步，目前广泛应用的避孕方法如下。

（1）甾体激素避孕：合成的雌激素和孕激素配伍制成各种剂型的避孕药，包括口服避孕药、避孕针、皮下埋植剂等。口服短效避孕药是使用较广泛的一种避孕方法，目前多使用低剂量的雌孕激素复合避孕药，包括避孕药1号、2号以及复方左旋炔诺酮、三相片、妈富隆、敏定偶、达英-35等。口服短效避孕药的优点：避孕效果好，停药后下个月经周期即可妊娠；除避孕作用外，还有使月经周期规律、减轻痛经等作用。口服短效避孕药的缺点：需每天用药，易漏服，服药初期有类早孕反应、月经改变（月经间期点滴出血或闭经）等，长期服用会增加静脉血栓危险。用药时应注意：在医生指导下,严格按照使用说明服用;不要漏服、迟服、错服或在中途换药,掌握漏服避孕药后的补救方法;如果性伴侣双方中的一方短期外出仍需服完22天,中途停药易造成避孕失败或干扰月经周期;停服7天后未来月经应检查是否妊娠;与降压药、降糖药、抗凝药、抗抑郁药等药物有相互干扰、拮抗作用。

(2)避孕针:常用的避孕针有复方乙酸孕酮避孕针、复方甲地孕酮避孕针、复方庚酸炔诺酮避孕针1号、单纯孕激素避孕针。避孕针的优点:注射一次可以避孕三个月,有效率高达98%以上,避免口服给药的胃肠道反应,减轻痛经症状等。避孕针的缺点:复方长效避孕针的副作用比短效口服避孕药大,特别是用药初期,容易引起月经改变,停药后生育能力恢复较慢,应用时需要由专业人士注射,不能自行用药。用药注意事项:停用后需要数月至半年时间,药物才能从体内清除,故建议5个月后再怀孕。

(3)皮下埋植剂:皮下埋植剂属于缓释避孕药,将合成的孕激素放置在高分子化合材料制成的装载物内,再植入体内,药物保持恒定、有效、低剂量释放,达到长效避孕效果。目前我国多用的是皮下埋植剂和阴道环。皮下埋植剂的优点:一次植入可避孕3到5年,避孕效果高达99%,取出后24小时失去避孕作用,生育力即可恢复;手术方法简单,不含雌性激素,故不影响泌乳量和乳汁质量,哺乳妇女产后6周即可使用;还可减少宫外孕、卵巢癌、子宫内膜癌发生概率。其缺点:需手术植入和取出,部分人可能有月经紊乱或闭经反应,若使用者体重大于70kg,避孕有效率会降低。

(4)屏障避孕法:屏障避孕法包括安全套、杀精剂、阴道隔膜。这些方法既可单独使用,也可合并使用,避孕效果取决于使用方法的正确性。目前广泛使用的是由乳胶薄膜制成的男用安全套,其优点:安全、方便、无副作用、廉价易获得;除避孕外还有助于预防和减少性传播疾病,能防止包皮垢与宫颈接触,减少宫颈人乳头瘤病毒(HPV)感染,预防宫颈癌;对早泄有治疗作用,克服少数妇女精液过敏反应。其缺点:如不正确使用,失败率高达20%;少数人对乳胶过敏。

(5)自然避孕法:自然避孕法(易受孕期知晓法)是预测一个生理周期中的排卵时间,伴侣在这段时期避免性交以达到避孕目的。其基本要素为日历、基础体温表和测子宫颈黏液变化,以计算安全期和危险期。

自然避孕法包括安全期避孕、哺乳闭经避孕,是一种传统的避孕方法,在避孕药和宫内节育器问世之前是国内外常用的避孕方法之一。安全期避孕有其优点,如不干扰生理功能,无副作用。但是缺点也很明显,其避孕效果依赖于正确判断排卵期,若不能准确掌握排卵期计算方法及保证排卵规律,失败率较高。应用该方法要注意:正确掌握知识,推算排卵日期,若生活、工作不规律以及月经周期不规律则不宜使用。哺乳闭经避孕是一种传统避孕方法,必须满足三个条件,即产妇婴儿不足6个月、纯母乳喂养4~6个月、产后月经尚未恢复。其局限性在于6个月后效果不可靠,完全母乳喂养对某些妇女有困难或不方便。月经来潮或未坚持母乳喂养时,应采取其他避孕方法。

(6)宫内节育器:在宫内节育器上加上具有生物活性的金属或激素药物(如铜离子、孕酮等),以增强避孕效果。宫内节育器的优点:长期、安全,不干扰其他系统的功能,不影响性交和生育能力;经济、低廉、高效。其缺点:需要在无菌条件下实施宫腔操作,可能发生脱落、带器妊娠,不能预防性传播疾病和宫外孕的发生。使用注意事项；需要在医疗机构放置或取出，含铜宫内节育器有有效期，需要及时更换，放置后需要定期随访。

（7）绝育术：绝育术分为输卵管绝育和输精管绝育，是一项永久性的避孕节育方法，适用于不打算再生育的夫妇。绝育术的优点：避孕效果好，一次手术终生避孕，手术简便、损伤小，不会影响性征、性欲和性生活。其缺点：不可逆性，男女性都可能会造成心理问题，心理问题又将造成性功能障碍。

（8）事后避孕：事后避孕是在无保护性交或避孕失败后，为防止意外妊娠采用的补救措施，目前较为推广的为紧急避孕。紧急避孕方法包括无保护性交后72小时内服用紧急避孕药物，以及在5天内放置含铜宫内节育器。紧急避孕的优点：预防意外妊娠，服用简单。其缺点：使用时受到时间和条件的限制，有一定的失败风险。需注意要在医生指导下采用紧急避孕，1个月经周期内只能使用1次紧急避孕，再次服用药物不增加避孕效果，反而会增加药物副作用，故不能作为常规避孕方法。另外，超量及频繁用药会影响内分泌系统，导致月经紊乱，还会出现肠胃不适、精神烦躁、抑郁等症状。

在我们日常生活中，流传着的许多关于避孕和性的错误观点，需要纠正。如女性第一次性交不可能怀孕；女性月经期间不可能怀孕；女性在性交前洗热水澡可以减少怀孕概率；男性在性交前自慰直至射精，性交时精子数可以减低到不会造成对方怀孕的程度；女性没有达到高潮就不会怀孕；男方阴茎不完全插入或非阴道内射精，女性不会怀孕；女性在性交后上下跳跃，不会怀孕；性交后，女性马上排尿不会怀孕等。以上都是错误观点，这些情况仍然有导致怀孕的可能，造成非意愿妊娠，切不可抱有侥幸心理。

三、性行为与性传播疾病

性传播疾病（Sexually Transmitted Disease，STD）是以性接触为主要传播方式的一组疾病。淋病、梅毒、生殖器疱疹、尖锐湿疣、软下疳、非淋菌性尿道炎、性病性淋巴肉芽肿和艾滋病等被列为我国重点防治的性病。

（一）淋病

淋病是指由淋病奈瑟菌（淋球菌）引起的以泌尿生殖系统化脓性感染为主要表现的性传播疾病。淋病是目前发病率最高、流行最广的性传播疾病。淋球菌是一种黏膜寄生性细菌，常通过没有破损的黏膜直接侵入尿道、子宫颈内膜、肛门、眼结膜、咽喉等处，引起急性尿道炎、子宫颈炎、肝炎、心内膜炎、脑膜炎等，甚至造成不孕不育、失明等严重后果。

淋病主要是通过阴道性交、肛交或口交等性行为直接传播，多为男性先感染后再传播给女性。通过接触含菌衣物、毛巾、床单、浴盆等物品及消毒不彻底的检查器械等间接传播的比例较小。孕妇感染淋病，可能将淋球菌传播给胎儿而致病，产道感染可能引起新生儿淋菌性结膜炎。

男性感染淋球菌最常见的症状是急性尿道炎。起初自我感觉阴茎不适，尿道口发痒、轻度刺痛、红肿，并有稀薄的液体流出。约2天后，液体变成深黄色或者黄绿色的脓液，甚至脓中带血，并有尿频（一昼夜可能达数十次）、尿急、尿痛、排尿困难的表现，排尿末疼痛加剧，疼痛如针刺。尿道炎持续2个月以上，称为慢性淋病，当个体体质比较差或治疗不彻底时会转化为慢性。慢性淋病症状稍微减轻,排尿无力,排尿有刺痛感,与健康时相比,尿流变得很细,尿后滴沥不尽。

女性感染淋球菌后,许多人没有任何症状或症状轻微,因没有或不愿求医而延误了治疗良机。部分人出现尿频、尿急、尿痛,尿道口红肿、疼痛,另外,外阴、阴道口充血红肿,阴道分泌物异常增多,月经异常。如不及时治疗,则可能出现发热、寒战、白带增多、下腹部疼痛、腹泻及里急后重(下腹部不适很想排大便,然而又无法一泄为快)等急性表现。后期有盆腔炎、输卵管炎、输卵管卵巢脓肿等。

儿童患淋病的主要原因是接触了污染的手、皮肤或衣服等而被传染,或与抚育人共用被褥、床单、便盆、毛巾等而引起感染。男童可能出现淋菌性尿道炎,排尿困难,尿道有分泌物,有时同时发生附睾炎。女童可能出现外阴炎和尿道炎,外阴部位疼痛、瘙痒,排尿困难和尿痛,阴道会出现脓液分泌物,当分泌物流到肛门附近时,引起疼痛、瘙痒等刺激症状,严重的时候感染直肠,引起直肠炎。

淋病的治疗原则是及时、彻底、规范用药。有些患者因症状轻微或心理压力,不去医院就诊或自己胡乱用药,延误病情,造成严重后果。淋病患者必须坚持治疗,还要定期复查,直到医生判断已经治愈才可停止治疗。若合并其他疾病,必须同时治疗。患者要到正规的医院诊断治疗,不要轻信街头巷尾治疗性病的广告。未接受过正规医学教育的江湖医生利用性病患者羞于见人、急于治好的心理,诱导患者购买"有特效"的昂贵假药,患者不仅损失了钱财,还延误甚至加重了病情。因此,淋病患者不要有侥幸心理,必须到当地正规的专科或大型医院接受正规的治疗。另外,如果患者已经结婚,则夫妻双方必须同时接受正规治疗,才能有较好的治疗效果。

(二)尖锐湿疣

尖锐湿疣又名生殖器疣、尖锐疣、性病疣,是由人乳头瘤病毒(HPV)感染引起的鳞状上皮增生性疣状病变。主要表现为男性在阴茎及肛门附近部位,女性在阴道、肛门等部位增生菜花状小突起,有时成群分布。该病好发于18~40岁的青壮年,是仅次于淋病的第二大性病。近年来研究发现,该病与生殖器、肛门肿瘤发生有关。尖锐湿疣发病高危因素包括:①过早性交和多个性伴侣;②免疫力低下;③吸烟;④高性激素水平。

尖锐湿疣的传播途径为:①经性交直接传播,性接触是该病主要的传播途径。②间接接触传播,如接触带有病毒的衣服、被褥、毛巾、便盆等日常用品,也可能被感染。③孕妇机体免疫功能受抑制,阴道分泌物增多,外阴湿热,易患尖锐湿疣。如果孕妇是尖锐湿疣患者,在生产过程中,新生儿经产道吞咽含人乳头瘤病毒的羊水、血或分泌物而感染。在产后的亲密接触中,也可能将病毒传播给婴儿。

尖锐湿疣的好发部位主要是性活动可接触的部位,如生殖器和肛门,偶尔可见于口腔、耳朵、咽喉、乳房等处,男同性恋者常见于肛门及直肠。主要临床症状有:外阴瘙痒、灼痛或性交后疼痛不适;初期呈散在、簇状增生或白色小乳头状疣,柔软又细的指样突起;病灶增大后互相交融,呈鸡冠状、菜花状或桑葚状。

尖锐湿疣患者在治疗期间严禁发生性行为。为防止疣体创面感染,要在治疗部位施用消炎软膏。无论用什么办法消除疣体,都要每天早晚至少两次泡洗阴部病变部位,并遵照医嘱定期到性病防治所复诊。

(三) 梅毒

梅毒是由梅毒螺旋体引起的慢性全身性性传播疾病。传播途径有性传播、胎盘传播、产道传播、血液传播。梅毒螺旋体可以侵犯全身各个器官和组织，症状复杂，危害大。早期表现为皮肤黏膜损害，晚期侵犯心血管系统、神经系统等，产生严重症状及体征，造成劳力丧失或死亡。患梅毒的孕妇通过胎盘将梅毒螺旋体传给胎儿引起晚期流产、早产、死产或分娩先天梅毒儿。

梅毒分为获得性梅毒和胎传梅毒。早期梅毒包括一期梅毒、二期梅毒。早期潜伏梅毒，病程在一年以上。晚期梅毒指三期梅毒。晚期潜伏梅毒，病程在2年以上。

1. 一期梅毒。

一期梅毒主要表现为硬下疳。感染梅毒螺旋体10~90天（平均21天），男性在龟头、包皮等处，女性在大小阴唇、阴道口、子宫颈、肚脐窝等处可出现红色、豌豆大小的凸起，迅速发展为圆形无痛的溃疡，称为硬下疳。一般经过抗生素治疗后，很快就可愈合，有时可能会遗留瘢痕。

2. 二期梅毒。

未经治疗的一期梅毒在硬下疳消失后的6周左右发展为二期梅毒。这个阶段主要表现为不痛不痒的皮肤梅毒疹，2~3个月后自行消退。皮肤黏膜发生糜烂后，排出大量梅毒螺旋体，传染性很大。皮疹的种类很多，有斑疹、斑丘疹、丘疹、脓疱疹（多继发于丘疹）、黏膜疹等。还可能出现梅毒性脱发，头发、眉毛、胡须、睫毛、腋毛、阴毛出现脱落现象。也可能出现梅毒性关节炎、梅毒性眼病、梅毒性脑膜炎等。

3. 三期梅毒。

三期梅毒是晚期梅毒，一般是在感染梅毒螺旋体后4年以上，症状、体征更加严重，主要有以下表现。

永久性皮肤黏膜损害：表现为结节性梅毒疹，多见于脸部、肩部和四肢，呈现铜红色，分布不对称，边界较明显，结节性梅毒疹中央吸收消退，可形成萎缩性瘢痕。

树胶肿（又称为梅毒瘤）：起初为高出皮肤的暗红色皮下结节，之后中心软化破溃，分泌黏稠脓液，形同树胶。

三期黏膜梅毒：口腔和鼻黏膜也可能发生树胶肿，引起舌、扁桃体、软腭、硬腭等溃烂，出现鼻中隔穿孔，鼻骨破坏后形成马鞍鼻。

三期神经梅毒：一般感染发病在5年以内，形成脑膜血管梅毒、脊髓痨或麻痹性痴呆的病症。

梅毒的治疗原则是早期确诊、及时治疗、用药足量、疗程规范。治疗期间应避免性生活，同时性伴侣也应接受检查及治疗。

(四) 生殖器疱疹

生殖器疱疹是由单纯疱疹病毒（HSV）引起的性传播疾病。生殖器疱疹可反复发作，对患者的健康和心理影响较大，还可通过胎盘及产道感染新生儿，导致新生儿先天性感染。初发生殖器疱疹消退后，残存的病毒经周围神经沿神经轴转移至骶神经节而长期潜伏下来，当机体抵抗力降低，或在某些激发因素如发热、受凉、感染、月经、胃肠功能紊乱、创伤等作用下，可使潜伏的病毒激活，病毒下行至皮肤黏膜表面引起病损，导致复发。人类是疱疹病毒的唯一宿主，离开人体病毒则不能生存，紫外线、乙醚及一般消毒剂均可使之灭活。

生殖器疱疹发作期、恢复期患者以及无明显症状的感染者为该病的传染源。不同方式的异性或同性性行为，都可以传播生殖器疱疹。此外，患生殖器疱疹的母亲，可通过胎盘将病毒传给胎儿，在分娩过程中经过产道可将病毒直接传染给新生儿。由于有感染性的病毒能在潮湿的环境中存活数小时，因而也有可能通过污染物而间接传播。

初发生殖器疱疹的临床表现为外生殖器或肛门周围有群簇或散在的小水疱，2~4天后破溃形成糜烂或溃疡，自觉疼痛。腹股沟淋巴结异常肿大，有压痛感。患者可出现发热、头痛、乏力等全身性症状。病程2~3周。复发性生殖器疱疹较原发性皮损轻。

生殖器疱疹的治疗目的主要是缓解症状、减轻疼痛、缩短病程及防止继发感染等。目前的治疗方法尚不能达到彻底清除病毒、避免复发的效果。原发型生殖道疱疹对胎儿危害大，妊娠早期发现应终止妊娠。若妊娠足月发病，分娩时进行剖宫产，即使病变已愈合，初次感染发病不足1个月者，仍以剖宫产结束分娩为宜。

（五）性传播疾病的预防

理论上，性传播疾病很容易预防，可通过以下方法预防性传播疾病。

1. 保持性专一：与未曾感染的性伴侣保持长期的性关系或婚姻保持专一，在发生性行为之前，需要确定性伴侣是否已经感染。谨慎选择性伴侣，避免与高危人群发生性接触。避免多个性伴侣，拥有多个性伴侣会大大增加患性传播疾病的机会。

2. 避免注射毒品和服用其他药物：毒品和药物不仅损害健康，还会扰乱判断，导致无法清晰思考而发生高风险性行为，增加性传播疾病风险。

3. 接种疫苗：接种HPV疫苗预防HPV感染。

4. 保护婴儿：多数性传播疾病可以在怀孕或分娩时通过母亲传染给婴儿。孕妇感染者应该让医生知道自己的患病情况，以获得恰当的医疗保护。

5. 保持个人卫生习惯：性传播疾病能够通过密切接触传播。因此，要注意个人卫生，不使用别人的内衣、泳装及浴盆；在公共浴池不洗盆浴，提倡淋浴，沐浴后不直接坐在浴池的坐椅上；在公共厕所尽量使用蹲式马桶；保持衣物清洁干燥。

性传播疾病对个人、家庭和社会都有极大的危害。防治性传播疾病，既是医学问题，也是社会问题。在政府的大力支持和参与下，疾病预防控制部门要提高群众自我保护意识，特别要在青少年中开展早期性教育、普及性卫生知识。通过监测和健康教育向公众阐明性传播疾病的危害和预防方法，改变高危行为，提高对性传播疾病的警惕性，避免受到感染。对性传播疾病患者要给予积极、规范的治疗，不歧视性传播疾病患者，消除或减轻影响健康的各种危险因素。创造一个有利于性传播疾病防治和控制的社会环境，有效地预防与控制性传播疾病的蔓延。

第三节　安全性行为

性传播疾病、非意愿妊娠和不安全人工流产等性与生殖健康问题在青少年群体中日

第七章　性行为与健康

益突出，成为值得关注的公共卫生问题。针对青少年人群进行安全性行为的健康教育应受到高度重视。

一、安全性行为的概念及内涵

（一）什么是安全性行为

安全性行为是指既能得到性的愉悦，又能避免意外妊娠、生殖道感染和性传播疾病/艾滋病等的性行为。安全性行为不仅仅是性生活卫生、避免生殖器损伤和预防性传播疾病，更是避孕、避免性功能障碍的必备观念和方法。

一般来说，拥抱、接吻、爱抚和按摩都属于安全性行为。性交时采取保护措施是较为安全的性行为。虽然有保护措施，但仍存在一定的危险性。

性行为不会伤害身体，但不当的性行为会损害健康，在过度劳累、醉酒后、月经期间、妊娠期、产褥期和生病期间的性行为，都可能损害身体健康和心理健康。此外，当性行为双方中的一方患性传播疾病时，则另一方也存在感染风险。

（二）安全性行为的意义

不强调安全性行为，只讲性解放，以及否定安全性行为教育的作用，只讲性道德或人格教育，都是走极端的表现。对青少年进行性健康教育的最终目的在于减少危险行为的发生。这其中包含两层含义：一是推迟性行为的发生时间或避免婚前性行为，二是避免不安全的性行为。

安全性行为是没有发生体液交换的性行为。安全性行为不仅与避免怀孕、减少生殖道感染、减少性传播疾病/艾滋病感染和减少性犯罪的发生等直接相关，更是个人文明素质提高的表现。历史经验早已证明，"疏"是解决问题更好的办法，比"堵"要高明些。要减少以上不良结局的发生，采用安全性行为比禁止性行为更为有效。

二、如何做到安全性行为

（一）安全性行为的原则

安全性行为的原则分为三个层次，也有人将其称为 ABC 法，即禁欲（Abstinence），忠于性伴侣（Be Faithful），坚持、正确和全程使用安全套（Condom）。

根据世界卫生组织对安全性行为的解释，安全性行为包括正确和持续使用男用和女用安全套、禁欲、推迟首次性行为时间和保持一个性伴或减少性伴数。禁欲是唯一绝对安全的，但也是不符合一般实际情况的。理想而安全的性结合方式是富有情感的"一对一"性关系，忠诚于一个健康的、未受感染的性伴侣，这是最值得推荐的安全性行为。若前两者都无法做到，则在性行为之前就应该考虑性传播疾病/艾滋病预防问题，性伴越多，感染性传播疾病/艾滋病的可能性越高，所以应当尽可能减少性伴数量；同时，在性行为过程中坚持使用安全套可避免女性怀孕，感染性传播疾病/艾滋病的可能性也将大大降低。最危险的性行为莫过于无保护的肛交和阴道性交，如果对性伴侣的健康状况不明，任何接触到对方血液、精液/阴道分泌物、尿、粪及唾液的行为都是危险的，所以在和新的性伴侣发生性行为时，都要坚持、正确和全程使用安全套，肛交每次都要使用有润滑油的安全套。此外，应避免在使用毒品和酒精制品后发生性行为。

（二）坚持正确和持续使用安全套

正确和持续使用安全套是目前可获得的唯一最有效率的能减少感染的技术。安全套分为男用安全套和女用安全套，虽然女用安全套也是有效和安全的，但是由于其成本高昂，还不能全面推广使用。因此，目前广泛使用的是男用安全套。男用安全套用乳胶薄膜制成，其有效性与是否正确使用有关。男用安全套使用情况是衡量安全性行为的最重要指标。

1. 正确使用安全套的方法。

（1）安全套必须保存在阴凉、干燥的环境中。

（2）使用前应查看生产日期和有效期。

（3）小心撕开独立密封的包装袋，避免用剪刀一类的利器。

（4）在阴茎勃起后未接触对方身体前戴安全套。

（5）戴安全套前应捏住安全套顶端贮存精液的小气囊，排出空气。

（6）安全套不宜事先展开，应在勃起的阴茎头上自龟头部分顺势向下展开。

（7）射精后在阴茎疲软前以手指按住安全套底部连同阴茎一起退出。

（8）为避免沾染对方体液，可使用卫生纸取下安全套，用过的安全套应装入塑料袋扔进垃圾筒。安全套不可重复使用。

（9）及时洗手和清洁外生殖器。

2. 使用安全套的注意事项。

正确掌握使用方法，注意保存，勿受热、受潮，于阴凉处贮存，避免接触油脂及樟脑，不要使用过期、变脆、粘连或破损的安全套。少数人会出现乳胶过敏反应，则需要改用其他避孕方法。若安全套滑落掉入阴道内或破裂，应停止性交，并立即采取紧急避孕措施。

3. 获得安全套的途径。

（1）选择去超市或者计生用品店购买适合的安全套。

（2）持身份证去往当地的社区卫生服务中心免费领取安全套。

（3）某些城市在街道的固定地点安装免费发放安全套的机器。

影响安全性行为的因素有知识、认知和意向等，对于青少年人群，这些因素是相对容易改变的。因此，开展安全性行为有关的健康教育，着力于安全性行为意向、知识与技能，从而维护和促进青少年人群的性与生殖健康，容易取得成效。

（周欢）

第八章 成瘾行为与健康

学习目标
- 定义成瘾行为。
- 熟悉成瘾行为的特点和分类。
- 了解吸毒、吸烟、酗酒的危害和防控措施。
- 了解手机网络成瘾的危害和防控措施。

人类在认识主客观世界的过程中,总是自觉或不自觉地寻找并使用能够使自身获得愉悦感的物质。并且人类的这一追寻行为从来没有停止过,甚至乐此不疲,可以说,自从有了人类社会后,成瘾问题就一直伴随着人类的生活。随着成瘾行为的多样化和成瘾患者数量的高速增长,成瘾不仅造成了严重的医学问题,也形成了举世关注的社会问题。本章主要介绍与成瘾行为有关的概念以及不同成瘾行为的危害及防控措施。

第一节 成瘾行为概述

一、成瘾行为的基本概念和特点

成瘾行为(Addictive Behavior)是指一种额外的超乎寻常的嗜好和习惯性,这种嗜好和习惯性主要通过刺激中枢神经而形成兴奋或愉悦感。成瘾行为被认为是人们对精神应激的一种应付方式,是一种社会适应的不良行为。

成瘾是与人类文明共生的一种现象,它的发生至少有5000年的历史,现已发展成为影响人类身心健康的全球性灾难。历史上,人们最初对成瘾的认识为:成瘾源于性格缺陷,是一种自我选择的结果,缘于精神层面的道德和意志缺乏。因而,对成瘾行为往往强调个人的责任,主要采取惩罚的措施。目前世界精神病学界已经将成瘾行为归为一类脑病,这就从以道德角度来看待成瘾问题而转入从医学角度来看待。这一转换对于有效防治成瘾疾病以及正确对待成瘾患者具有重要意义。

美国成瘾医学会将成瘾定义为:涉及脑部奖赏、动机、记忆相关环路的原发性、慢性疾病。这些环路功能异常导致生物、心理、社会、精神层面的特征性表现,显现为个体通过物质使用或采取某些行为病理性地追求奖赏或缓解痛苦。可见,成瘾的发生发展与个人素质、心理、社会环境等多种因素有关,成瘾可导致大脑一系列结构功能发生改变,其病程呈慢性复发性特征。成瘾行为至少有两个目的:获得快感、减少痛苦。

由此,成瘾行为可以是沉溺于其中,导致躯体、心理和社会功能损害的任何活动。成瘾行为的特征主要体现在它的成瘾性和依赖性。它一般包括:一种无法自制的力量强制性地驱使人们去使用某致瘾源或做出某种行为,并不择手段地去获得和达成;有加大剂量或频率的趋势;对成瘾行为产生身体或心理依赖。这种行为不仅对个人、家庭,还会对整个社会产生危害。成瘾行为具体有以下几个方面的特点。

1. 心理依赖:表现为对完成成瘾行为的强烈欲望与渴求,行为的完成导致暂时的满足体验,焦虑和紧张情绪暂时缓解,但停止该行为一段时间后,随着焦虑和紧张情绪的增加,重复这一行为的欲望又逐渐加强。

2. 躯体依赖:在成瘾行为重复一段时间后,中枢神经系统对这一行为产生一种适应状态,导致必须重复该行为才能维持内部神经电化学活动的平衡和稳定。

3. 耐受性:随着反复出现某种成瘾行为,机体开始对原有的物质或行为变得不敏感,为了追求快感必须加大强度或频率才能得到满足。

4. 戒断症状:停止原来的成瘾行为一段时间后,会出现特殊的心理、生理症候群。这是突然停止成瘾行为后引起的适应性反跳性反应。不同的成瘾行为所致的戒断症状因其机制特性不同而各异,一般与成瘾行为的急性激动作用相反。如海洛因成瘾者在停药8~12小时即可产生戒断症状,最初表现为打哈欠、流涕等感冒类似症状,随后出现厌食、恶心和肌肉酸痛等症状。

5. 明知故犯:明知某行为已产生生理或心理的不良影响,但仍要继续,且往往多次尝试控制或戒除,却无能为力,屡不成功。

6. 稽延性戒断综合征:又称迁延性戒断综合征,常见于药物成瘾者在急性戒断消退后仍存在各种不适主诉,且可持续数月甚至数年。这不仅影响药物成瘾者的功能恢复,更有一部分人因此复发。

二、成瘾行为分类

成瘾行为可分为两类:化学物质成瘾和非化学物质成瘾。

(一)化学物质成瘾

化学物质成瘾指不是出于医疗需要而成瘾于摄入某种合法的物质(某些药物、烟草、酒精)或非法的化学物质(如各类毒品)。以药物成瘾为例,此处的药物已经并非指"用于预防、治疗、诊断疾病,有目的地调节人的生理功能,并具有一定适应证、用法和用量的化学物质",而是指能够影响人的心境、情绪、行为,改善意识状态,并有致依赖作用的一类化学物质,人们使用这些物质的目的在于取得或保持某些特殊心理或生理状态。药物在此应称为精神活性物质、致依赖药物、成瘾物质等。

(二)非化学物质成瘾

非化学物质成瘾又称行为成瘾,指不依靠物质的一种成瘾形式,临床特点与物质所致成瘾类似,表现为反复出现、具有强迫性质的某种行为,产生躯体、心理、社会的严重不良后果，尽管成瘾者明白行为产生不良后果，仍然执意坚持。这些行为包括不可控制的赌博、暴食、性滥交、玩电子游戏、上网、购物，甚至包括工作、运动等。

第二节　化学物质成瘾

一、吸毒与健康

当今世界，毒品问题日益成为全球性公共卫生问题和社会问题。据 WHO 发布的《2012 年世界毒品报告》，2010 年全球大约有 2.3 亿人至少吸过一次毒，占全世界成人人口的 5%。吸毒是指不是因为医疗需要使用海洛因、可卡因等非法有害物质和医疗用药（如巴比妥、安定类等）的行为。这类物质又称为精神活性物质，指来源于体外，能够影响人类精神活动（如思维、情绪、行为或改变意识状态），并具有致依赖作用的所有化学物质。根据其主要药理学特征，精神活性物质可分为以下种类：中枢神经系统抑制剂（巴比妥类、苯二氮䓬类、乙醇）、中枢神经系统兴奋剂（咖啡因、苯丙胺、可卡因等）、阿片类物质（海洛因、吗啡、鸦片、美沙酮、哌替啶等）、大麻、致幻剂（麦角酸二乙酰胺、仙人掌毒素等）、挥发性溶剂（丙酮、甲苯等）、烟草。

吸毒行为不仅严重危害吸毒者本人的身心健康，而且给家庭和社会带来严重危害。现今，因吸毒诱发的杀人、抢劫等严重刑事犯罪日益增多，已成为危害社会治安的重要因素。

（一）吸毒的健康危害

一次过量吸毒会导致中枢神经因过度兴奋而衰竭或因过度抑制而麻痹，甚至引起死亡。长期使用毒品可能引起大脑器质性病变，形成器质性精神障碍，包括人格障碍、遗忘综合征和痴呆。此外，中枢神经受损也会殃及机体的各器官、系统，使吸毒者极度衰弱，丧失工作能力和生活自理能力，成为家庭和社会的负担。并且吸毒使感染结核病、肺炎等的危险性增大，尤其严重的是静脉注射毒品可能感染艾滋病。

（二）吸毒人群的特征与动机

据我国吸毒人员信息数据库显示，截至 2013 年年底，男性吸毒者远超过女性，占总吸毒人数的 83.6%，女性吸毒者占 16.4%。从年龄情况看，低龄化趋势明显，2009 年 35 岁以下人员占 58.1%，2013 年 35 岁以下人员已经占 69.3%，且这种趋势在全国各地普遍存在。目前新型毒品在我国呈快速发展的趋势。传统毒品以海洛因为主，它具有很强的成瘾性，并且难以根戒。新型毒品主要包括冰毒、摇头丸等，由于在吸食后会出现幻觉、极度兴奋、抑郁等精神病症状，导致行为失控，容易造成暴力犯罪。新型毒品大多为片剂或粉末，吸食者多采用口服或鼻吸式，具有较强的隐蔽性。新型毒品"娱乐性"的假象在很大程度上掩盖了其"毒"的本质，这也是新型毒品蔓延的重要原因。

我国吸毒人员的主要吸毒动机：部分人是好奇尝试，抱着"试一试"的心态吸毒，却因毒品的成瘾性一"试"而不可收；部分人是借毒消愁，在受到挫折后，逃避现实，把心灵寄托在吸毒所带来的瞬间快感和幻觉中；部分人是寻求刺激；更多的人是在吸毒者、贩毒者的诱惑或强迫下沾上吸毒。这些与国外调查结果类似，国外调查认为吸毒的主要个人动机是想通过吸毒获得快感，次要动机包括寻求刺激、好奇、想从毒品中探求奥秘、解除烦恼等。

（三）吸毒的预防与控制

人类与吸毒做斗争已有几百年之久，但离根除毒品危害的目标还任重道远。吸毒的预防与控制必须全社会携手，法律加强监管，社会重视警戒，预防从青少年着手，从多个层面采取综合性治理措施。

1. 宣传教育。

防止吸毒应采取各种手段和不同途径进行宣传教育。让人们了解和认识吸毒的基本因素和有关知识，并让个人、有关机构和社会参与防止吸毒的活动，从而影响大多数人对吸毒的认识，以达到防止吸毒的目的。青少年是毒品的高危人群，学校是对青少年进行教育的最好场所。对青少年必须全方位、多渠道，结合价值观、人生观和心理卫生知识教育，正确引导。每个人都有可能成为吸毒者和成瘾者，加强全民教育有助于提高人们和全社会对吸毒的警觉，有利于形成正性社会压力和社会舆论。

2. 社会控制。

强制性的法律和行政手段，是控制吸毒的关键。实行"减少供应""减少需求"和"减少危害"的"三减并行"政策是世界各国遏制和预防毒品蔓延的有效经验。我国20世纪50年代扫除鸦片烟害有很成功的经验，注意了综合治理和区别等待，如对种植、贩运和设馆销售鸦片的从严惩罚，对成瘾者则集中进行治疗。同时进行思想教育、就业安排和群众监督，预防恶习重染，达到全社会根除烟祸的效果。我国对麻醉剂、镇静催眠药物处方管理较严，成瘾者较少，说明加强管理与控制有助于减少毒品的危害。

3. 药物治疗。

常用的戒毒药品主要包括阿片受体激动剂与非阿片受体激动剂。阿片受体激动剂效果好，不良反应少，但如使用不当，其本身有引起滥用的可能。非阿片受体激动剂效果相对差，不良反应多，但不会引起滥用。常用的药物治疗法有美沙酮替代递减法、阿片递减法、可乐定脱毒法、路脱菲脱毒法、丁丙诺非替代递减法、精神药物疗法等。

4. 心理治疗。

对吸毒者而言，在药物治疗的同时，辅以心理治疗十分必要。积极的心理治疗可帮助吸毒者重建人格和行为模式，可巩固和维持药物治疗的疗效。吸毒者主要的心理治疗有认知行为治疗、个别心理治疗、集体心理治疗和家庭治疗等。

5. 康复。

经过药物脱毒阶段，并非意味着戒毒成功。单纯急性脱毒后的复吸率一直居高不下，因此预防复吸非常关键，这需要治疗之后进一步的康复工作。有两种主要的康复模式：美沙酮维持治疗与治疗集体康复模式。我国自2004年开始开展针对吸毒人群的美沙酮维持治疗。截至2011年3月底，我国已开设了708个社区美沙酮维持治疗门诊，累计治疗吸毒成瘾者30余万人。治疗集体康复模式也称为治疗社区（Therapeutic Community）。在治疗社区，戒毒者需要遵循严格的制度和纪律，学习正确的情感、行为和生活态度，接受生活技能和职业训练等，其目的是帮助吸毒者建立全新的生活观念、价值观念、生活方式，使其最终摆脱毒品。

二、吸烟与健康

吸烟曾被世界卫生组织称为"20世纪的瘟疫"。英国是世界上最早生产卷烟的国家，因此首先在英国，而后是美国和苏联，这之后，吸烟被世界各国所接受，大量的人群开始吸烟。根据2013年全球烟草使用监测结果，全球人群中有21%烟民（正在吸烟者），男性和女性吸烟率分别为36%和7%。目前，世界各国女性寿命普遍长于男性寿命。美国米勒博士根据上千人的流行病学研究结果指出："吸烟是导致男女寿命差别的根源所在。"根据世界吸烟与健康方面研究的权威皮托教授预测，2025年以后，中国每年将有200万人死于吸卷烟。因此，吸烟的危害相当大，必须对吸烟有足够的重视。

（一）吸烟的健康危害

吸烟危害健康已是不争的医学结论。吸烟也被WHO列为21世纪严重威胁人类健康的十大问题之一。烟草每年使全球700多万人失去生命，其中有600多万人源于直接使用烟草，超过因艾滋病、结核、疟疾导致的死亡人数总和，此外，还有约89万人死于二手烟暴露。20世纪全球有1亿人死于吸烟相关的疾病。如果目前的流行趋势得不到有效控制，21世纪烟草造成的死亡人数将高达10亿。

知识扩展 8-1

烟草的主要成分及主要成瘾物质

烟草烟雾含有4000余种化学成分，其中已发现数百种成分对人体有害，已明确至少有69种化学物是致癌物。此外，烟草烟雾中还含有多种重金属及放射性物质，包括镉、铅、汞、钴等。

吸烟的成瘾性来源是尼古丁。美国医生协会的报告指出：

* 所有形式的烟草具有成瘾性。
* 尼古丁是导致成瘾性的主要原因。
* 吸烟成瘾的药理学和行为特点与海洛因和可卡因类似。

尼古丁为尼古丁乙酰胆碱受体的兴奋性物质，在烟草中的浓度为1%~3%，它与主要位于大脑神经元突触前终端的乙酰胆碱受体结合后，可刺激脑中多种神经递质的释放，使吸烟者出现愉悦感以及其他奖赏感受。

当吸烟者减少烟量或停止吸烟时，尼古丁浓度下降到一定水平，吸烟者无法继续体验愉悦感，从而引起对尼古丁的渴求，产生强烈的吸烟欲望。

烟草烟雾中含有多种有害成分，如烟碱、亚硝胺、砷、钋、一氧化碳等，吸入后能干扰人的正常生理生化反应和代谢功能，对人体的呼吸道、心血管、胃肠道、神经系统和肝、肾等器官均会造成不同程度的损害。吸烟还会引起激素分泌紊乱，免疫功能受损，抗体产生受到抑制，IgM、IgG减少，巨噬细胞功能受限等。因此，吸烟会引发多种疾病，甚至死亡。常见的与吸烟有关的疾病包括癌症、慢性支气管炎、肺气肿、支气管扩张、肺功能损害、高血压、冠心病等。吸烟能增加患多种癌症的危险性，特别是肺癌。德国、荷兰、英国和美国的研究表明，重度吸烟者患肺癌的危险性比非吸烟者大3~30倍。且有研究还指出，吸烟与肺癌存在着一定的量效关系，每天吸烟量越大的人

群，其肺癌死亡率越高。孕妇吸烟可能影响胎儿的发育。有研究表明，吸烟孕妇的胎儿易发生流产、早产、低出生体重、宫内发育迟缓和先天畸形等。

知识扩展 8-2：

二手烟的危害

二手烟暴露能使非吸烟者的冠心病风险增加 25%~30%，肺癌风险提高 20%~30%。由于二手烟雾包含多种能够迅速刺激上呼吸道内膜的化合物，即使短暂地暴露，也会导致上呼吸道损伤，引起哮喘频繁发作，增加血液黏稠度，伤害血管内膜，引起冠状动脉供血不足，增加心脏病发作的危险等。

二手烟可以导致新生儿猝死综合征、中耳炎、低出生体重等。

此外，吸烟会造成不吸烟者的被动吸烟而对不吸烟者的健康造成危害。如美国报道，成人在充满烟气的办公室内被动吸烟，与那些 20 多年来每天平均吸 10 支烟的人肺部受害程度相等。家庭有人吸烟，子女支气管炎患病率比不吸烟家庭高 2~3 倍。

（二）吸烟人群的特征与吸烟动机

1984—2015 年，中国进行了 5 次与烟草使用相关的全国流行病学调查，描述中国人的吸烟流行病学状况。2015 年调查结果显示，中国男性人群吸烟率为 52.1%，与 5 年前相比没有明显下降，但由于总人口增长，吸烟人群达到 3.16 亿，比五年前增加了 1500 万人。目前暴露于二手烟的人群高达 5.4 亿人，其中 15 岁以下儿童达 1.8 亿人。另有研究显示中国部分人群开始吸烟年龄尚不足 15 岁，青少年吸烟人数越来越多，年龄越来越小，应该引起重视。从区域来看，研究显示吸烟率农村高于城市，农村和城市男性吸烟率分别为 56.1% 和 49.2%。不同文化程度的人群吸烟率和戒烟率存在差异，初中和高中文化程度者吸烟率最高，小学及以下文化程度者戒烟率最高。中国不同地方男性医务人员的吸烟率在 36.1%~65.45%。

吸烟人群的吸烟动机：青少年主要是尝试，觉得吸烟神气，有男子汉的阳刚风采，或是没事做，心里发闷，吸烟解心烦，也有人把吸烟作为结识朋友、交际联络的手段等。中年人的吸烟动机主要有认为吸烟能提神，能提高工作效率，心情沉闷时借烟解愁，或以烟作为社会交际的一种方式等。对于文化水平较低的人群，除上述数种吸烟动机外，不能充分正确地认识吸烟的危害性也是其吸烟动机的一大特点。

（三）吸烟的控制

对吸烟应该采取综合性控制措施，包括对群众的健康教育、立法、戒烟治疗、提高香烟税收与价格等。健康教育是这一综合性措施的重要一环。对吸烟人群的健康教育工作，要注意对吸烟者的社会心理动机进行分析，重点针对动机开展相应的教育说服，否则动机不消除，教育很难有效。同时，营造一种"社会歧视吸烟"的环境非常必要。应该利用电视、电台、电影、广告等宣传手段宣传吸烟对健康的危害以及戒烟的方法，在学校开设的卫生知识课中也应该进行吸烟有害的教育。各级领导、教师和卫生人员应该以身作则，带头戒烟。当广大群众深刻认识到吸烟是一种严重的不良行为并愿意自觉摒弃它时，立法和戒烟治疗才成为可能。为帮助吸烟者戒烟，国内外研究使用了很多技术和方法，如药物戒烟、针刺戒烟、自我帮助戒烟、心理封闭戒烟等。当然，应用这些技术和方法的前提条件还是吸烟者要认识到烟草的危害，树立戒烟的决心。

知识扩展 8-3

戒烟三步法

第一步：戒烟准备。

一般为 2~6 周。在这个阶段要鼓励患者充分了解吸烟的危害和戒烟的好处，寻找戒烟的障碍，明确戒烟的激发期和制订合理的戒烟计划。

典型的戒烟障碍包括戒断症状、体重增加、缺少支持、抑郁、吸烟冲动、周围吸烟者的影响、缺乏有效的戒烟治疗知识。

第二步：开始戒烟（4周左右）。

戒烟的有效方法有三种：逐渐减量戒烟法、突然停止法、尼古丁替代疗法。

提供自我帮助五个 D：Delay（延迟）、Do something else（做一些不能吸烟的活动）、Drink（饮白开水）、Deep breath（深呼吸）、Discussion（讨论）。

第三步：坚持戒烟阶段（2周）。

使用一些有效的辅助方法来帮助戒烟的顺利进行。其中最重要的就是远离诱惑，尽量避免去可能激发吸烟心理的场所。学会经常做深呼吸，调整心态。

坚持戒烟阶段至少要在半年以上才能算作戒烟成功。同时接下来面对如何长期坚持的问题。战胜心理依赖。避免陷入终生吸烟、终生戒烟的恶性循环。

知识扩展 8-4

常见的戒烟问题及可能的解决方法

* 戒烟后平均体重增加 4~5 斤。
* 意识到增重带来的危害远远小于继续吸烟的危害。
* 两个方面的解决途径：避免进食高热量饮食，加强锻炼。
* 对抗复吸。
* 立即停止吸烟。
* 认识到偶尔吸一支并不是失败。
* 认识到大多数的成功戒烟者都经历过几次戒烟，从复吸中得到经验。
* 找出复吸的主要原因和对抗办法。
* 加强社会对戒烟的支持。
* 取得社会支持：医生、家人、朋友、同事等的支持和理解。
* 鼓励吸烟的家人一起戒烟。
* 戒烟者结成小组互相支持。
* 自我监测吸烟行为：自我戒烟进展记录。
* 临床随访与鼓励。

三、酗酒与健康

酒精被人体吸收后广泛分布到身体的各器官系统。适量饮酒可以疏通人体血脉，驱除疲劳，舒筋健骨，调节精神。但是，长期大量饮酒会产生酒精依赖，对健康造成极大的危害。近年来，酗酒引发的健康问题与社会问题日益突出，越来越引起人们的注意。据 WHO 2014 年报告估计，酒精使用障碍患病率男性为 9.3%，女性为 0.2%，依赖率分别为 4.5% 和 0.1%。

（一）酗酒的健康危害

由于酒精在肝脏分解，因此酗酒对人体肝脏的损害最大，长期饮酒会导致脂肪肝和肝硬化。据报道，饮酒者肝硬化的发病率比不饮酒者高 7 倍。此外，据研究，在酿酒过程中会产生致癌物，如亚硝胺等，因此长期过量饮酒与癌症的发生有关。约翰·希金森（John Higginson）指出，过多的饮酒是引起工业化国家肝癌患病增多的重要原因。苏联学者亦通过流行病学研究指出，食管癌发病状况和酒的消耗之间有明显的相关性。慢性酒精中毒还可以从多方面对心脏造成危害。长期饮酒可导致心脏发生脂肪性变，心脏的弹性和收缩力减退，血管出现硬化。长期饮酒还容易导致酒精性心肌病和脚气心脏病。此外，长期饮酒会导致酒精中毒性精神障碍，甚至出现不可逆的神经系统损害。

知识扩展 8-5

酒精在人体的代谢以及对人体的危害

酒精通过饮入到达胃，部分直接进入血液，大部分进入小肠，再经小肠进入血液。血液将酒精带入人体各部分，包括肝脏、心脏和大脑。肝脏以每小时 1.86g 的速度将酒精分解为水、二氧化碳。

酒精的代谢场所是肝脏，在代谢过程中可能产生一些中间产物，如氢离子、丙酮酸、嘌呤类物质。临床上常见到大量饮酒后出现高乳酸血症、高尿酸血症（痛风发作）。

* 长期大量饮酒，体内脂肪氧化受阻，可导致脂肪酸和中性脂肪堆积，产生脂肪肝、高脂血症、动脉硬化等。
* 过度饮酒，损伤胃黏膜，也可引起急性胰腺炎。
* 长期过量饮酒是造成心血管疾病，如心肌病、心律失常、冠心病、高血压的主要原因。
* 酗酒对中枢神经系统的损伤是永久性的。
* 酒精性神经末梢炎表现为左右对称性四肢无力、感觉麻木、针刺样感觉、闭眼时站立不稳、手足出汗多等。
* 由于神经系统营养差，躯体抵抗力也下降，一旦四肢出现外伤感染，经久不愈。
* 酗酒者多见抑郁，其自杀危险是不饮酒者的 30 倍。

酒精可以通过胎盘屏障，因此孕妇酗酒会损害胚胎。据报道，酗酒母亲生下的婴儿，其体重和身长发育较差，新生儿死亡率也比较高，32% 的胎儿具有外观发育异常、中枢神经系统及心血管系统异常等。

(二）控酒措施

目前世界各国大都采取综合性控酒措施：对酒类征收附加消费税；颁发酒销售执照；实行酒类的国家专卖；通过立法禁止酒后驾车，禁止向18岁以下未成年人出售含酒精饮料，规定最低合法饮酒年龄；进行健康教育，尤其是针对青少年；成立控酒的志愿组织，宣传戒酒和帮助酗酒者戒酒等。

第三节　非化学物质成瘾

一、网络成瘾

网络成瘾又称网络成瘾综合征（Internet Addictive Disorder，IAD），一般是指由于各种原因导致个体上网失控，强迫性地长时间无节制地使用网络，沉迷于网上活动而难以摆脱，停止或较少使用网络时会出现戒断反应，从而损害个体的心理、生理或社会功能的一组行为成瘾。网络成瘾的概念最早是由纽约精神病学家Goldberg于1994年提出的。他认为，网络成瘾是指个体应对功能上表现出的行为成瘾。美国心理学家Kimberly S. Young认为IAD与沉溺赌博、酗酒、吸毒无异，导致的损害是多方面的：学业成绩下降、损害身体健康、夫妻关系障碍或离异、影响正常工作等。目前关于网络成瘾的流行现况研究较多，一般认为网络成瘾患病率为5%～10%。

（一）诊断标准

网络成瘾没有临床诊断标准，主要采用自评量表作为建议的诊断标准。Young网络成瘾问卷（LAT）是世界首个网络成瘾诊断标准。该问卷有8个题目，对其中的5个以上（含5个）题目做出肯定的回答，可以被诊断为网络成瘾。但国内外学者认为该问卷的缺陷和盲点较多，如未区别上网的目的性（娱乐性、实用性）、量表缺乏理论依据和实验论证、信效度不能确定等。我国应用较广的是陶然课题组制订的中国首个网络成瘾量表。据此标准，如果个人平均每天出于非工作学习目的连续上网超过6小时，且有3个月以上的时间出现以下症状：①强烈渴求使用网络并具有冲动感；②有戒断反应，即减少或停止上网时会出现身体和心理症状，如感到周身不适、烦躁、易怒、注意力不集中、睡眠障碍。同时，符合以下5条中的至少1条，即可判断为网络成瘾：①不断增加网络使用的时间才能获得满足感；②不能自主控制网络使用的时间；③无视或知道过度使用网络的危害却仍然无法停止；④因过度使用网络而使身体或社会功能受损；⑤用上网来逃避现实问题和舒缓不良情绪。

（二）主要危害

长期上网过度可能引起生理、心理和社会功能改变，具体表现为：

1. 生理改变。

身体损害主要与久坐、精神高度集中等有关。主要的危害包括：①颈肩腕综合征，长期久坐，颈肩腕可能出现局部肿痛、活动受限，甚至引起颈动脉供血不足，出现头痛、眩晕，甚至引发脑卒中、猝死；②眼损害，如畏光、眼干、视力下降；③内分泌紊乱，食欲下降，神经衰弱，出现睡眠障碍、生物钟紊乱，导致消瘦、免疫力下降；④记忆力、注意力、执行功能和反应明显下降；⑤其他严重疾病，如肠梗阻、脊背畸形，甚至诱发癫痫等。

2. 心理改变。

沉溺于网络，心理会由最初的满足感逐渐发展出现人格障碍、情绪障碍和心理应激反应障碍，表现为感情疏离、人际关系困难、人性异化、自我迷失、焦虑、抑郁、偏执、孤僻、消极、依赖网络逃避和应付挫折等。

3. 社会功能改变。

随着上网成瘾程度加重，患者逐渐自我封闭，荒废学业和工作，脱离社会，甚至可能因人格障碍、角色混乱而出现违法违纪行为。

（三）防控对策

网络成瘾重在预防，要注重综合防治，多部门配合，从网络成瘾的影响因素出发，有的放矢，提高预防效果。

1. 针对个体内在心理特征进行预防。

研究发现，网络成瘾者有明显的个性问题，如抑郁、自卑、孤僻、社会焦虑、追求即刻满足等，导致回避社会现实苦恼，很容易通过虚拟的网络去实现个人的心理满足。因此，针对该类心理特征应该加强疏导，开展预防性心理干预，提高其心理健康水平，进而降低网络成瘾的发生率。

2. 改变社会环境因素。

家庭不和睦，父母对子女过多惩罚、干涉、拒绝等，都不利于子女形成健康的人格。家庭亲密度低、对家庭不满意以及遭遇不良生活事件、人际关系冷漠、压力过大等，都容易让人逃避现实，而在网络世界里寻求情感支持。由此，家庭教育是父母首先应该正视的重要环节，应重视父母养育方式的培养。家庭、学校和社会要加强宣传教育，形成合力，引导青少年理性上网、安全上网、健康上网。

网络成瘾的治疗仍处于探索阶段。人们主要从心理治疗和药物治疗等角度尝试治疗网络成瘾。

二、手机成瘾

手机被认为是继报纸、广播、电视、网络后的"第五媒体"，拥有越来越大的用户群体，在这个信息时代，手机正在对人类社会的发展产生不可估量的影响。手机成瘾是行为成瘾，属于非物质成瘾，指因过度使用手机而导致生理或心理上的不适病症，引起个体社会功能损害。与上网成瘾本质上一样，手机成瘾同样存在成瘾的核心症状，如戒断症状、失控和不良影响等，但手机成瘾更具有广泛性和隐蔽性，对人的生理、心理危害更大。手机的使用频率在普通人中越来越高，手机成瘾已经慢慢向更广泛的人群蔓延。目前全球约26%的手机用户每天会刷7小时手机，76%的用户每天会刷3小时以上的手机。早期的手机成瘾主要体现在打电话和发短信，而随着智能手机的出现和移动互联网的普及，手机的新功能改变了使用者的行为特征，与传统的手机成瘾相比，当前手机成瘾更多体现为沉溺于社交网络和游戏娱乐。在各项研究中，低年龄是手机成瘾的重要危险因素，说明青少年更容易产生手机成瘾。

(一) 诊断标准

手机成瘾判断标准包括：①对手机的滥用；②手机过多影响生活、工作和学习；③停机或手机不在身边时，身心会出现一系列不适反应。目前使用较多的是香港中文大学梁永炽编制的手机成瘾指数（Mobile Phone Addiction Index，MPAI）量表，主要用于诊断青少年和大学生手机成瘾。该量表采用5点评分，1表示从不，5表示总是，包括17题、4个维度，分别为戒断性、失控性、低效性和逃避性。戒断性是指个体无法适应不能正常使用手机时出现的不良的情绪等反应；失控性指个体没有办法控制自己在手机上花费大量时间；低效性指过度使用手机导致较低的学习或者工作效率；逃避性指利用手机逃避现实世界，使用者沉浸在手机网络世界中。如果被试17道题中有8题是肯定回答，就被界定为手机成瘾。

(二) 主要危害

手机成瘾会导致一系列生理、心理和社会方面的问题。

1. 手机成瘾导致多种生理问题。

多项研究显示：手机成瘾可能影响到人的大脑，容易造成注意力不集中，出现头痛；还可引起拇指疼痛、捏力和手功能下降，出现颈肩腕综合征；眼睛损害也是常见症状，出现眼睛疲劳、视力下降或近视加深；对年轻女性甚至会引起生理周期紊乱。还有研究报道手机成瘾引起免疫力下降。

2. 影响睡眠。

大多数人都提出手机成瘾的主要危害在于使用手机时间过长，睡前看手机成为人的习惯之一，这样的后果就是占用了睡眠时间。玩手机会使人兴奋，不利于心身平静，影响入睡。同时，手机等发光电子产品会影响褪黑素的合成，一旦人体的褪黑素受到某种程度的抑制，生理周期将受到影响，使人的睡眠处于浅睡状态。

3. 手机成瘾与多种心理问题和个体社会功能改变之间存在关联。

对于青少年、儿童来讲，手机成瘾会导致他们的人格障碍，如对人冷漠、缺乏爱心，还可能使他们的社交行为产生问题，不善于与人沟通，甚至遇到事情会更愿意用简单粗暴的方式解决。更严重的可能出现心理依赖危害，一旦离开手机，患者会出现焦虑不安、无所适从的感觉。

(三) 防控对策

手机成瘾的预防和改善重点在于引导人们科学合理地使用手机，个人、学校、单位和社会应合力。一方面，加强自我管理和自我约束能力，树立正确的人生目标，合理使用手机，养成良好的手机上网习惯。利用空闲时间丰富兴趣爱好，积极参与社交活动，充分展现自我，最大限度地调动自身的积极主动性，努力改善对手机的依赖。另一方面，在学校、单位和社会方面，应加强网络信息安全建设和监管，引导社会形成正确的、健康的网络使用氛围，引导人们积极投身于社会生活，自觉融入社会。对于手机成瘾者，现有研究主要使用运动干预、认知疗法、团体辅导以及综合干预模式等进行干预和控制。

(高博)

参考资料

[1] 傅华. 预防医学[M]. 7版. 北京：人民卫生出版社，2018.

[2] 李宁秀. 社会医学[M]. 2版. 成都：四川大学出版社，2017.

[3] 王镭. 生活方式疾病防治[M]. 北京：北京大学出版社，2004.

[4] 傅华. 健康教育学[M]. 3版. 北京：人民卫生出版社，2017.

[5] 马军. 健康管理[M]. 北京：人民日报出版社，2006.

[6] 孙长颢. 营养与食品卫生学[M]. 8版. 北京：人民卫生出版社，2017.

[7] 姚树桥. 医学心理学[M]. 7版. 北京：人民卫生出版社，2018.

[8] 潘芳. 心身医学[M]. 3版. 北京：人民卫生出版社，2018.

[9] 中华人民共和国卫生部疾病预防控制局. 中国成人身体活动指南（节录）[J]. 营养学报，2012，34（2）：105－110.

[10] Steven Jonas, Edward M. Philips. 运动保健处方[M]. 黄力平，主译. 北京：人民军医出版社，2013.

[11] 王正珍. ACSM运动测试与运动处方指南[M]. 北京：人民卫生出版社，2010.

[12] 吴秀媛. 运动·健康[M]. 北京：人民卫生出版社，2006.

[13] 廖八根. 运动医学[M]. 广州：广东高等教育出版社，2015.

[14] 陈君石，黄建始. 健康管理师[M]. 北京：中国协和医科大学出版社，2007.

[15] Paul R. Carney, Richard B. Berry, James D. Geyer. 临床睡眠疾病[M]. 韩芳，吕长俊，译. 北京：人民卫生出版社，2011.

[16] 刘平，兰胜佳. 失眠症临床检查与最佳治疗方案[M]. 天津：天津科学技术出版社，2002.

[17] 赵忠新. 睡眠医学[M]. 北京：人民卫生出版社，2018.

[18] 熊吉东，刘薇. 睡眠障碍[M]. 北京：人民卫生出版社，2009.

[19] 内山真. 睡眠障碍诊疗指南[M]. 谭新，译. 西安：第四军医大学出版社，2004.

[20] 张秀华，谢于鹏，何金彩. 睡眠障碍诊疗手册：各科睡眠问题及对策[M].

北京：人民卫生出版社，2012.

［21］赵忠新. 睡眠的奥秘与调控技巧［M］. 北京：北京大学医学出版社，2013.

［22］周欢. 性·行为与健康［M］. 成都：四川大学出版社，2019.

［23］郝伟，赵敏，李锦. 成瘾医学理论与实践［M］. 北京：人民卫生出版社，2016.